U0025986

給照顧憂鬱和失智長者的你

葉雅馨——總編輯

給照顧憂鬱和失智長者的你

001 〈出版序〉照顧，是必修課題 — 張博雅
004 〈合作出版序〉同舟共濟，與你同行 — 賴進祥
006 〈推薦序〉開口求助，別硬撐 — 姚思遠
127 〈編輯後記〉擁有彈性 — 葉雅馨

1 陪伴路迢迢，但能期待不一樣的景致

009 1－1 接受不完美，換個方式也能解決
015 1－2 當她不再是自己熟悉的那個人
023 1－3 沒有病識感又拒絕就醫，該拿他怎麼辦
031 1－4 身為「三明治」照顧者的左右為難
039 1－5 老友相伴，失智不孤單
047 1－6 親子關係疏離，用理性支撐照顧的責任
055 1－7 雙親皆病，水深火熱轉而珍惜感恩

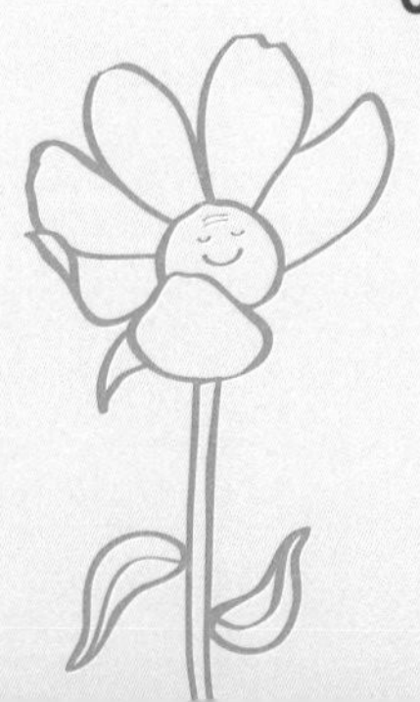
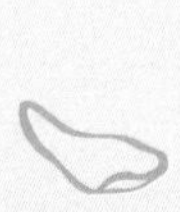
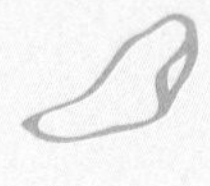
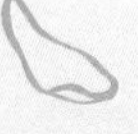
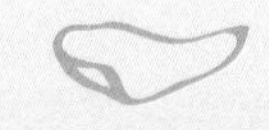

2 憂鬱和失智知多少

065 2－1 憂鬱症和失智症，長者心理健康的兩大威脅

071 2－2 交錯影響的憂鬱、失智和其他疾病

077 2－3 抗憂鬱降失智，治療有方法

087 2－4 更貼近需求的照護

3 不讓自己陷入負面情緒的漩渦

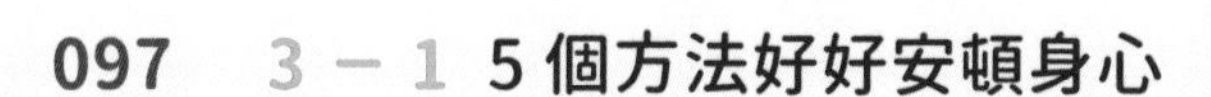

097 3－1 5 個方法好好安頓身心

105 3－2 避開照顧地雷，減少衝突

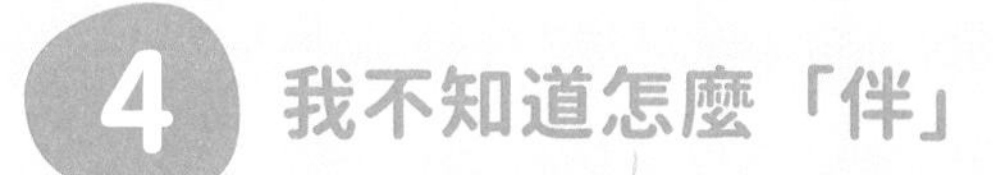

4 我不知道怎麼「伴」

113 4－1 老年憂鬱還是失智難覺察

122 4－2 照顧上的難題

附錄

130 1. 憂鬱與失智疾病近年相關研究

133 2. 情緒檢視工具

135 3. 老年憂鬱與老年失智防治線上資源

〈出版序〉

照顧，是必修課題

文／張博雅（董氏基金會董事長）

隨著醫學科技的進步與發展，人類平均壽命越來越長，內政部公布2020年簡易生命表中顯示，台灣民眾的平均壽命已達81.3歲（男性78.1歲，女性84.7歲）。然而，不可避免的，高齡者的生理與心理狀態會隨著年紀增長而逐漸退化；依據國民健康署的調查，台灣65歲以上人口，超過八成患有一種以上的慢性病，近三成則認為自己的身體與心理健康狀況不佳。董氏基金會2016年調查資料顯示，71-80歲老年人有明顯憂鬱情緒，需專業協助者達12.4%。於2020年進行的調查也發現，年齡愈長的銀髮族，愈不快樂的比例較高，對目前生活環境滿意度也較低。

董氏基金會長期推動憂鬱防治工作，自 2016 年起加入老年憂鬱防治宣導議題，提供各式促進老年心理健康方案及教材資源；除了持續提醒中、高齡者要活化身心健康，也著重教育年輕族群學習關懷長者，例如舉辦照片、文章等募集比賽、老化體驗課程等，引導民眾透過活動參與，體驗長者因為功能退化所造成的不便與身心健康的影響，讓參與者練習換位思考，更能同理長者的情緒。

然而，除了同理與學習如何照顧生病的長者，照顧者本身情緒狀態也非常需要關注，需要為他們應援。根據中華民國家庭照顧者關懷總會資料顯示，全台灣約有 114 萬名家庭照顧者，照顧對象包括失能、失智、身心障礙者。隨著高齡化、少子化，家庭照顧者面臨的壓力與挑戰也越來越大，常常一人得身兼數職、照顧多位生病的長者；由於照護需求負擔過重，又背負著必須妥善照顧的期望，照顧者很容易產生照顧倦怠，甚至罹患所謂的「照顧憂鬱症」。

從預防重於治療的角度而言，教育民眾學習「照顧的議題」實為必要。因為平均壽命的延長，每個人都可能經歷照顧他人的過程，不論是年紀小或是中、老年後才發生；過程可能短、也可能長，面對的疾病可能是單純的、也可能是複雜的，不論是面臨到甚麼情境，照顧的模式及要面對的問題可能大同小異；而面對未知，才會心生恐懼、不安，如果提早預備，就能減少面臨照顧實境時的壓力，避免找不到解決的頭緒，也能更快找到有效與適合的資源。

因此，寶佳基金會與我們合作出版《給照顧憂鬱和失智長者的你》，內容中所描寫的故事是很多人的寫照，照顧者可以從閱讀中發現自己並不孤單，也提醒家庭照顧者，千萬別悶頭做到自己燃燒殆盡；有時，不妨降低自己的標準，適時開口求助，可以解決很多事情。

希望藉由本書的出版，讓民眾普遍了解：不論現在是多大年紀，我們每一個人都需要學習及提升對照顧議題的認知。照顧，是必修的課題，且讓我們都及早預備這個利己利他的大課題。

〈合作出版序〉

同舟共濟，與你同行

文／賴進祥（寶佳公益慈善基金會董事長）

隨著戰後嬰兒潮，相繼步入高齡層，台灣人口老化情形，正在全面加速進行。

依國發會2020年發布的我國人口推估報告，預估在五年後，即2025年，台灣就進入超高齡社會，每五個人就有一位是65歲以上的老人；到了2034年，全國一半以上人口年齡都超過50歲。

進入高齡化社會，挑戰也跟著增加，除了牽動相關產業興衰之外，年長者將因為離開多年工作崗位、身體功能逐漸退化、生活秩序重新適應、多種慢性疾病纏身、至親好友日趨疏遠、認識的人相繼過世等等不同原因，造成莫名的失落感。有些人甚至在認知或感覺上，出現一些缺損現象，都對他們身心健康，產生某些程度影響。根據世界衛生組織所公布的統計資料，60歲以上的成人，患有精神疾病或神經疾病者超過20%，其中最常見的，就是憂鬱症以及失智症，也因此這兩種疾病，已經成為全球當前最重要的公共衛生議題。

家庭中年長者罹患憂鬱症或者失智症，其症狀的顯現，有不少相似處，例如，記憶與認知功能會下降，有憂鬱的情緒，經常抱怨身體不適等等，這些症狀常會隨著他們年紀的增長而加重，也可能與其他疾病，產生若干交互影響，使得在照護上變得更加複雜。因此，家庭的照顧者一方面要承擔照顧長者壓力，他方面又必須忍受被照顧者許多負面情緒，長期煎熬，心力交瘁，在找不到喘息機會，而且又無人可接替的狀況下，台灣發生不少起照顧殺人的憾事。

為了幫助民眾了解老年憂鬱症、老年失智症，兩者有何特殊症狀，遇到照顧難題應該怎麼處理，照顧者本身要如何避免陷入負面情緒，我們寶佳基金會結合董氏基金會，共同出版《給照顧憂鬱和失智長者的你》乙書，在書中你可以看到許多和你具有相同經驗的人，提出一些現身說法，訴說他們陪伴憂鬱、失智長者的內心感受與情境轉折，同時指導大家如何從一開始焦躁不安、手足無措，進而逐步找到方向。

如果您家庭中有罹患憂鬱症、失智症的長輩，這本書絕對是必備的工具書。

〈推薦序〉

開口求助，別硬撐

文／姚思遠（董氏基金會執行長）

根據美國家庭照顧者聯盟的資料指出，家庭照顧者罹患憂鬱症的比例高達20%。另外，密西根大學近年的一項研究結果顯示，與沒有失智症配偶的老人相較，照顧著失智症患者的老人，較容易出現憂鬱症狀。

當然，照顧工作並不是造成憂鬱症的主因，也不是每位照顧者都一定會陷入負面情緒與罹患憂鬱症，但是，因為對「照顧」有期待，例如要盡心盡力照顧生病的長者，沒有做到就是不孝，或是認為別人都幫不上忙，只有自己做得到等等，照顧者因此會犧牲自己的需求，長期累積壓力，沒有紓解或求援，最終因而情緒耗竭，照顧倦怠，甚至產生身心相關疾病，例如憂鬱症。

據統計，目前家庭照顧者以女性居多，但是隨著高齡化、少子化及家庭觀的改變，男性家庭照顧者比例有日益增加的趨勢，然而，不少男性照顧者受傳統價值觀影響，抱持著男性要堅強、要勇於承擔、要永不放棄等觀點，不輕易對外傾訴自己的困擾、不開口求援 ，壓力與情緒日積月累，很容易超負荷而不自覺。例如，本書中所描寫的幾個男性照顧者，要求完美的雄哥，完全沒有覺察自己已出現身心症狀；雖早知母親有憂鬱症卻無力、也不知道該怎麼處理，只是認命面對碎念抱怨日子的阿信；完全沒有照顧他人經驗，突然間得同時照顧生病雙親的志強，每天趁著父母睡著後，就到家附近的土地公廟祈求讓他明天順利度過。我們的身邊也許就有這樣的朋友，但是他們沒有開口說、沒有求助，我們永遠不知道怎麼幫助他。

因此，我非常期待《給照顧憂鬱和失智長者的你》的出版，這本書，除了要喚起對照顧者問題的關懷意識，同時，也提醒了男性朋友們，當身負照顧生病長者的責任，不要羞於開口求助，社會上有很多的資源可以幫助到自己，就像本書中所描寫的志強，當他還沒有開口求助時，覺得日子水深火熱，可是，透過相關單位的協助與資訊，他學習怎麼照顧，還有疾病的相關知識，他開始懂得怎麼和生病的父母溝通互動，讓他因此能維持生活的穩定，還有感受到快樂。

開口求助，絕對是照顧議題中非常重要的一環，身為照顧者，一定要常常檢視自己的情緒，千萬別硬撐。此外，董氏基金會的老年憂鬱防治網，提供了非常多防治老年憂鬱症與陪伴照顧的資訊和技巧， 也推薦給大家。

1

陪伴路迢迢，
但能期待不一樣的景致

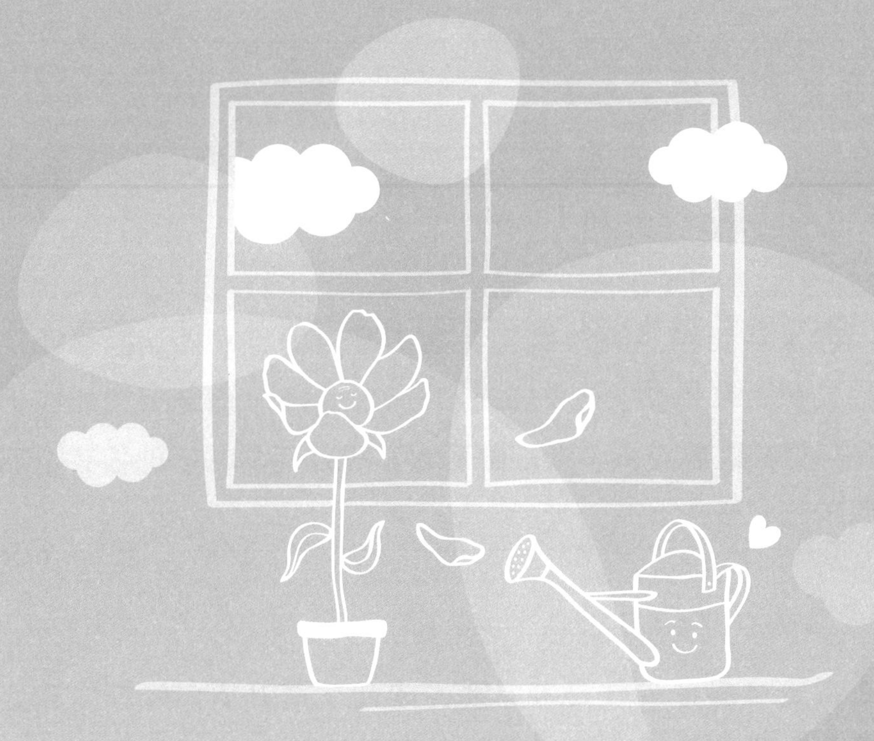

1－1

接受不完美，換個方式也能解決

諮詢／詹佳真（台北市立聯合醫院中興院區精神科醫師）
撰文／黃苡安

同病相憐，容易陷入負面情緒的循環，分開各自尋找生活重心及治療模式，不需要因為想要互相支持，反而將對方拖下水。

一向是鎂光燈焦點的雄哥，在人群中總是掌握話語權，朋友都說有他在，就有陽光和歡笑。然而，同窗好友相繼退休之後，隨著聚會變多，雄哥看著大夥兒談笑風生，他卻完全感受不到陽光和歡笑。

中高齡面臨的危機，無人可訴

雄哥是一家企業負責人，他的成就在這群頂大同學中算是很不錯的，只是年紀大了，孩子無意接班，加上近年訂單愈來

愈少，產業轉型又不易，公司眼看要結束營運，只是許多員工跟著他一路打拚，如今都年屆中高齡，重新謀職不易，雖然自己經濟無虞，但他不能不考慮員工往後的生計。

雄哥的煩惱還不止這一樁。他發現自己對所有事物都失去興趣，思考和認知功能也下降，處理公司業務不若以往果斷，許多事因此拖延；且身體不時有疼痛的感覺，胃口也變差了，去做健檢時發現他的身體狀況也亮紅燈，攝護腺、膝關節和腰椎都出問題。雪上加霜的是，母親在此時被診斷出失智。他煩惱著自己的身心狀態都亮起紅燈，要如何照顧好母親？在外人眼中，他如日中天，不可一世，即便相識 40 多年的同學，也免不了會調侃他：「唉唷！你事業這麼成功，家庭又和樂，不要想太多！」這使得他的難處根本無法向別人訴說，於是他在同學會等社交場合逐漸退縮了。

從治療團體中接納自己生病的模樣

雄哥並不清楚此時自己已患上憂鬱症。他的妻子麗娜在 40 歲時即罹患憂鬱症，已與疾病共處了 20 年。是妻子察覺雄哥的異樣，提醒他該去看醫師了。雄哥的胃口和認知功能經過一段時間的藥物治療後，慢慢有所改善。

治療憂鬱症是一個很緩慢的歷程，但麗娜意識到，兩個憂鬱症患者在一起，雖然同病相憐，但常會互相傳遞一些負面訊息，表達無助、無望、悲觀的想法，最終會陷入負面情緒的循環。於是雄哥和妻子決定兩人停止討論，分開來各自尋找生活重心及治療模式，不需要因為互相支持，反而將對方拖下水。

20 多年來，麗娜已學會與憂鬱症和平共處，建立了自己的生活重心，每天安排活動按表操課，固定去上心靈成長及繪畫課程，也在宗教裡獲得心靈寄託。而初被診斷為憂鬱症的雄哥則感到孤單無助，心裡的不安恐懼不知向誰訴說，需要同儕團體的互相支持與傾訴，在了解成長課程的治療效果，比單用藥物來得更為理想，他參加了由精神科醫師帶領的團體心理治療課程。

雄哥發現在團體裡，有些人還是學生，有些人事業剛起步，並不是每個人都跟他一樣生活無虞，但大家都和他一樣罹患憂鬱症，都可能必須暫時中斷學業、事業，或築夢。

生病後，雄哥的思考變慢，記憶力變差，每天起床都很掙扎，彷彿找不到容身之地。直到進入團體治療，他看到病友們用共通的語言，敘述同樣的病情，才發現人生會遭遇這樣的處境，是因為生病了，不是因為自己特別倒楣。生病歷程也不會因為學歷、社經地位而有所不同，還是要按部就班，一步步走，慢慢就會恢復正常功能，更重要的是，看到團體的成員好起來，也會產生信心，相信自己也會恢復。雄哥在這裡找到歸屬感，

他開始接納自己，不再害怕，也規律的服藥。他的無力感、焦躁不安獲得了控制，思考力也恢復，又能面對生活上的難題。

不事必躬親或時時要成為鎂光燈焦點

身為成功的企業主，雄哥過去從不認為自己有什麼事不能處理，即使忙於事業，由於擔心妻子因為生活瑣事而憂鬱症再發作，所有家事，像是漏水維修等，他都事必躬親，為的是讓妻子能專心過已經建立起來的生活模式。

因此罹患憂鬱症初期，他根本無法接受自己變得沒用、沒價值，因而帶來更大的壓力，直到他接受自己生病的事實。他練習把每一天的日常都安排好，然後按表操課；生活上若遇到問題，也不再凡事即刻救援。他會排出事情的輕重緩急。以母親的照顧為例，他先找外籍看護來照顧母親的生活起居，並接受只要母親能獲得適當照顧就可以，他不必事必躬親，更不需過度自責，只要隨時可以噓寒問暖即可。

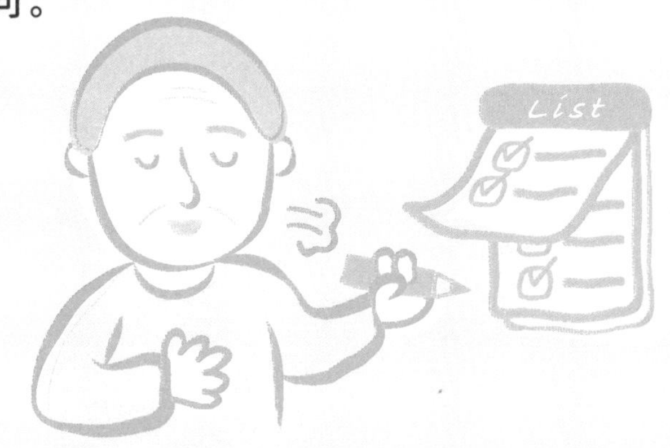

公司要結束經營，雄哥也坦承跟員工說明。大部分員工的反應竟是很感念能與他一起共事、成長，還能拿到一筆退休金，他們說不會有遺憾。於是公司出乎意料地順利結束運作，沒有造成員工太大困擾。

有別於妻子投入繪畫及宗教領域，雄哥經過一年的藥物及心理治療後，透過運動，重新找回生活規律性，並學會與憂鬱症和平共處。他也體會，雖然無法恢復過去當老闆時的果斷明快，也不再是鎂光燈的焦點，但只要嘗試凡事慢慢做，或換個方式來做，人生也可以過得很自在。

想和你說

台北市立聯合醫院中興院區精神科醫師詹佳真說明，像雄哥這種社經地位高的男性，長期受眾人仰賴，進入退休年齡，面臨身體和事業下滑，縱使理智上理解這是人生必經歷程，情感上仍然經驗到強烈的失落感，再加上要處理家中大小瑣事，還有親情上照顧失智母親的重擔，不可避免的還是罹患了憂鬱症。

相對於過去處理問題的明快果斷，對於自己生病認知功能下降，遇事猶豫不決，更多了些懊惱與自責。

治療時會先用藥物改善他的身體狀況，再用心理治療減少他的自責，**讓他接受在處理每件事時，雖然未必能用他心目中最完美的方式解決，但只要不會造成他人困擾，就是好方法；接受不完美，就不會造成壓力。**

在成長團體裡，雄哥先接受自己罹患憂鬱症的事實，把生活遇到的問題放一邊，以治療優先，好好當個病人。在這個過程中，他也學習到有些狀況他必須學會接受；一旦接受，他也發現，結果並不會害到他。

如果憂鬱症照顧者也罹患憂鬱症時，不妨嘗試彼此保持距離，並各自尋找適合自己的治療模式，**因為每個人的治療方式不一定一樣，分開來各自尋求治療也是一種互相支持的方式。**

1－2

當她不再是自己熟悉的那個人

諮詢／劉嘉逸（台北長庚醫院精神科主治醫師）
張家銘（林口長庚醫院復健及社區精神科主任）
撰文／鄭碧君

長時間照顧罹患憂鬱症或失智症的長輩，可以嘗試變通照護方式，引領他們外出參與團體活動，以免讓自己招架不住而累倒了。

回憶還未罹病時的婆婆，雅芬說她是個獨立又開朗，同時也很關照家人的女性。白天除了在市場跟客人互動做生意外，回到家後也會一肩挑起掌廚大任，煮好飯菜迎接兒子、媳婦下班，如果有事要出門無法煮晚飯，也會向家人交代清楚；平日閒暇時則喜歡唱歌、跳舞，也樂於參與環保志願服務。

初期微小警訊未注意，確診時已是中度失智

當時和婆婆同住的是雅芬的大伯，「可能是平常工作早出晚歸，加上不具備這一類疾病的知識，所以初期並沒有察覺到婆婆的改變。」由於本身曾服務於綜合型老人照護機構，曾接受長照專業相關知能訓練的關係，雅芬成了家族當中最先發現婆婆似乎不太尋常的人。「一開始像是分不清楚日期、時間，或者看到認識的人卻叫不出名字；或是以前教她使用手機社交軟體往往能很快記住，也都用得很熟練，但後來卻發現今天才教完她，明天就忘得一乾二淨了。」當感覺不太對勁時，雅芬即提醒先生要多注意。

但先生一時間無法接受媽媽可能患有疾病的事實，也未加以正視，「他覺得年紀大了，本來就容易忘東忘西，不可能是失智。」雅芬說。直到先生親眼目睹原本精明幹練的母親老是找錯錢，甚至連下廚做飯都出現狀況了，這才驚覺事態嚴重。當醫師確診婆婆為中度失智時，距離雅芬觀察到婆婆有異狀的時間已超過兩年。

當他不再是你熟悉的那個人！學習適應與處理

至今擔下照顧婆婆責任已六年的雅芬，道出許多失智症家屬一開始根本難以將發病徵兆和失智症聯想在一起的原因：

「我因為工作的關係，上過失智症研習，所以能夠知道當中的變化，也看過不少比婆婆情況更嚴重的老年人，但其他家人對這個疾病卻是完全不認識。」擁有豐富志工服務經驗的她，從20多歲開始便在家扶中心和慈濟擔任弱勢長輩與孩童關懷志工，把婆婆接來家中同住的當時，還在醫院長照中心從事照護員的正職工作。雅芬提及婆婆發病後的改變：「完全就像變了一個人！」

她說，自己在實際照護工作中接觸過不少失智症患者，發現他們具共同的特徵，包括：過去都有很活躍的社交，善於打扮，一旦失智後，卻會變得異常憔悴，表情較為呆滯，而且無法勝任以前很熟悉的事物或技能，譬如很擅長繪畫或曾擔任國標舞老師的患者，罹患失智症後，卻忘了該怎麼畫畫或跳舞。「婆婆也是一樣，數字概念嚴重退化，算術、找錢得依賴別人，就連唱歌跳舞也都不會了。」

有別於昔日光鮮亮麗的外表，婆婆變得雙眼無神，動作遲緩，和過去俐落的模樣簡直判若兩人，接下來更出現一些反常行為。「不喜歡出門，擔心出門可能會有意外，也不喜歡談到跟死亡有關的話題。」

最令她感到困擾的是婆婆有一陣子特別愛到處拜拜，直嚷著要收驚，以及經常在半夜突然起床，說身體有病痛、需要馬上看醫生。由於雅芬對病情的發展與照護方式已了然於胸，

加上婆婆原就有高血壓和帕金森氏症等疾患，因此家中早已備有可供監測生理狀況的醫療儀器。當經過對談和檢查確認婆婆身體無異狀之後，便會像照顧孩子般地溫柔安撫：「現在診所還沒開喔！醫生要早上才會上班，到時候我們再帶你去。」後來發現婆婆似乎很喜歡吃藥，於是會先備好狀似藥丸的糖果讓她服用，她果真吃下後便能安心地再回去睡覺。

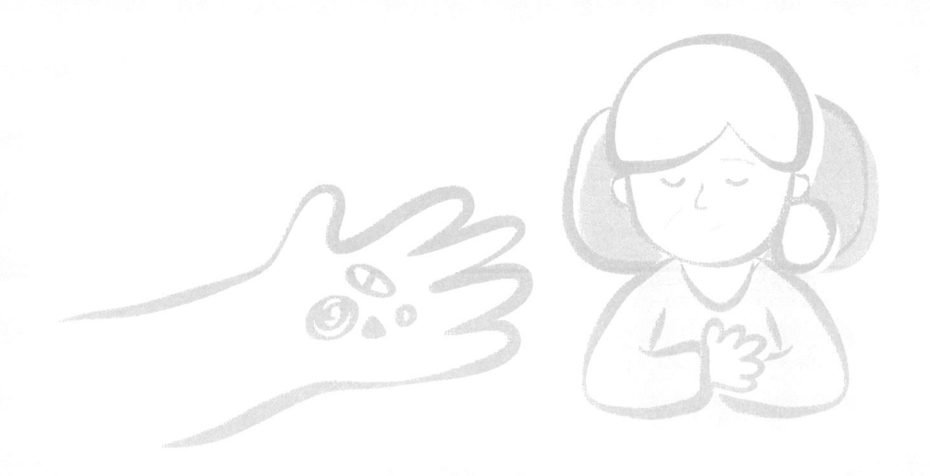

嘗試轉換照護模式，別讓自己也病倒了

現在聽來彷彿駕輕就熟的照護分享，其實也曾經歷一番身心俱疲的痛苦。

雅芬表示，先前約有一年時間，她白天的照護工作，必須面對好幾位狀況皆不相同的老人，有的甚至還有肢體暴力傾向，經常讓她身上黑一塊、紫一塊的。下班回到家後，還得和家中失智長輩過招。到了假日她也不得閒，常需進修和工作相關的課程。缺乏紓解壓力的時間與方法，「老實說，那時真的很疲憊，覺得自己就要招架不住了！」

身心的龐大負荷，使得她甲狀腺宿疾復發，心臟也出現不適。後來她辭掉全職工作，改為一週兩天，在醫院和長照機構帶領長者進行藝術活動的兼職工作，照護的對象頓時減少許多，心情輕鬆後，自然身體也逐漸恢復健康。

陪伴失智長輩，雅芬認為讓他們培養規律的作息非常重要，「起床、睡覺、吃飯、服藥，每天都要盡量安排在固定的時間。一開始建立習慣確實會比較辛苦，但經過一兩個禮拜後，婆婆就能跟著生理時鐘走，對時間也會比較有概念。」而近來使她更能從照顧工作中鬆一口氣的，無非是婆婆願意走出家門，並定時到失智學堂上課。「本來也是很排斥，直接就說不去！」於是雅芬耐心跟她解釋學堂裡有很多同伴，會安排各種活動和課程，並連哄帶勸地說只要去走走看看就好，如果不喜歡，下次不用去；最後再派出她的先生——婆婆最疼愛的兒子——負責接送，果然奏效！現在的婆婆不但是熱衷上課的好學生，家人們更驚喜地發現，她自從參與失智學堂後，先前頻繁拜神收驚、半夜吵著要看病的舉動竟然不再發生。

雅芬也分享了婆婆失智後貼心可愛的一面，「有一天她突然掏出一千塊，不好意思地說因為前陣子天氣熱，她太常開冷氣，要給我們補貼電費。」即便記憶有所喪失，許多行為不復以往，但那份身為長輩對晚輩的疼愛之情卻始終未變。

想和你說

台北長庚醫院精神科主治醫師劉嘉逸指出，對於同時患有其他慢性病，如心血管疾病、退化性疾病；或有焦慮、輕度憂鬱、失眠等精神疾病的失智長者，家屬都應格外注意他們可能罹患老年憂鬱症的跡象。因為**失智症與帕金森氏症這一類大腦功能退化的疾病，會提升發生憂鬱症的風險，而許多誘發疾病的發炎因子也會導致憂鬱症的發生。**

另外，出於某些疾病所造成的失能現象，也經常是引發老人憂鬱症的因素之一，例如：**聽力、視力、活動力變差，或可動作的範圍變小等，長者就會因此**

心情不好，對心理健康造成有很大影響，但往往都被忽略。這時，除了疾病本身應被妥善治療之外，在生活上也需盡量給予長輩協助，例如可透過助聽器、助行器等輔具幫助改善。

值得注意的是，經常說這裡痠那裡痛，**抱怨身體有多處不舒服的現象，亦是老人憂鬱症常見的表現。**家人或照顧者首先可以稍作紀錄並帶長輩就醫檢查。經醫師確認沒有問題，排除生理疾病的可能後，若長輩仍持續抱怨、焦慮或煩躁，便可能是憂鬱症的徵兆。此時可考慮帶長輩至精神科就診檢查。建議家屬多傾聽，多給長輩支持，並鼓勵長輩進行復健或有助舒緩的運動。另外，亦可從社會心理層面介入，例如多參與團體活動，舉凡樂齡學堂、社區大學，或是到公園與人聊天，甚至打打麻將都可以。當憂鬱症較為嚴重時，則需施以藥物或其他療法。

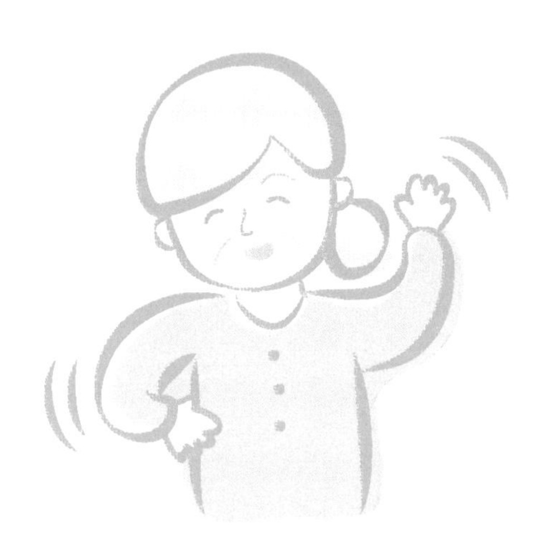

針對雅芬的失智婆婆執著於收驚求平安，經常半夜起身說自己不舒服的情況，林口長庚醫院復健及社區精神科主任、台灣憂鬱症防治協會理事長張家銘表示，這反映出婆婆的不安全感，對自身的擔心也越來越多，醫師因此提醒家屬應多留意，**當身體疾病合併有情緒性問題時，將使老人家的退化症狀更為顯著。一部分憂鬱長者若能得到親人的支持與關心，再輔以治療，將有助於提早改善，且有機會延緩腦部退化的速度。**

1－3

沒有病識感又拒絕就醫，該拿他怎麼辦？

諮詢／蔡佳芬（台北榮民總醫院老年精神科主任）
撰文／黃苡安

陪伴憂鬱的她／他，不管平和或尖銳，都不是你的問題，你只要做到兩件事：傾聽和陪伴，就很有力量。

阿信躡手躡腳踏進家門，沒想到還是驚動睡在客廳的母親秀蘭姨。秀蘭姨邊從沙發起身邊碎唸：「幾點了？怎麼這麼晚才回來？」阿信瞄了一眼牆上時鐘，晚上9點多，對40歲的單身漢來說，應該不算晚吧？秀蘭姨碎唸抱怨了一堆瑣事後，逕自抱著枕頭走回房裡，不再理阿信了。

真是受夠了！阿信一肚子火。類似的情節8年來總是不斷重演！

罹癌，彩色人生瞬間變黑白

其實這天是阿信的休假，純樸小鎮沒有什麼娛樂，他到市區看了兩場電影，順道逛逛百貨公司美食街，呼吸各式食物料理的氣味，這也是他僅有的消遣了。好不容易有輕鬆的感覺，回到家，無法呼吸的壓迫感又排山倒海而來。

阿信是一名警察。9年前他剛在警界嶄露頭角，前程頗受看好，不料一次魚刺卡喉嚨就醫，意外發現得了鼻咽癌，而且已近四期，彩色人生瞬間變黑白。挺過8個月的療程，體能已難負荷繁重勤務和輪班，放射線治療也讓他失去味覺，熱愛的美食變得食不知味，「活下來比較重要！」何況身為長子，還有奉養父母的義務，於是阿信毅然從城市請調回鄉，在派出所當個小警察，從絢爛歸於平淡。

只是，時刻擔心著癌症復發，結婚生子，這輩子別奢想了吧？

還得照顧罹患憂鬱症的母親

更讓阿信煩心的是，必須每天和母親直球對決！

阿信高中便離鄉背井到外地求學、就業，雖知母親有情緒問題，但也無能為力，何況家裡還有父親和弟弟顧著。如今弟弟有了自己的家庭，每次回來只是蜻蜓點水；而父親自警界退休後，租了半甲地當起農夫，每天一早便往田裡跑，害怕跟秀蘭姨過招，成了父親和弟弟心中不能說的秘密。

秀蘭姨罹患重度憂鬱症卻抗拒看身心科，全家沒人管得動她，只能任由她在鎮上診所亂投醫，每次都帶回一大包安眠藥，長年下來，安眠藥愈吃愈重，現在每天吃十多顆還是動不動就喊睡不著，經常凌晨在家裡大聲走動，要不然就是把客廳當臥房，讓一向注重紀律的阿信很受不了。

只能認命面對每天碎念抱怨的日子

阿信回憶，母親的情緒問題早在他童年就有跡可循，從小一家四口總是隨著父親職務調動頻頻搬家，母親可能因此難以適應，但 30 年前身心疾病是很隱諱的，根本不可能就醫，家人也沒有這樣的意識。這些年來，雖然多次想帶母親到醫院看診，卻總是被母親拒絕。前些日子，母親還不顧家人勸說，又趁家中無人，無照騎車外出，結果摔進水溝全身擦傷，讓大家傷透腦筋。父親甚至曾找人改風水，希望家中格局改了，秀蘭姨會變正常些，可惜事與願違。

夾在母親每天的碎唸抱怨，和值班台隨時響起的報案電話，阿信仍認份的過著每一天。每天午休，買便當回家給母親也是他的工作。

只是去年回診追蹤，醫師在阿信喉部發現瘜肉，癌症復發的恐懼再度襲來。阿信現在更努力存錢投資股票，「如果有一天我先走，希望留足夠養老金讓爸媽晚年生活無憂。」

阿信總是想，如果有機會改變，怎麼做才能讓母親願意到身心科就診？面對母親的碎唸抱怨，又該怎麼調整心態或有什麼做法，可以讓日子比較好過？

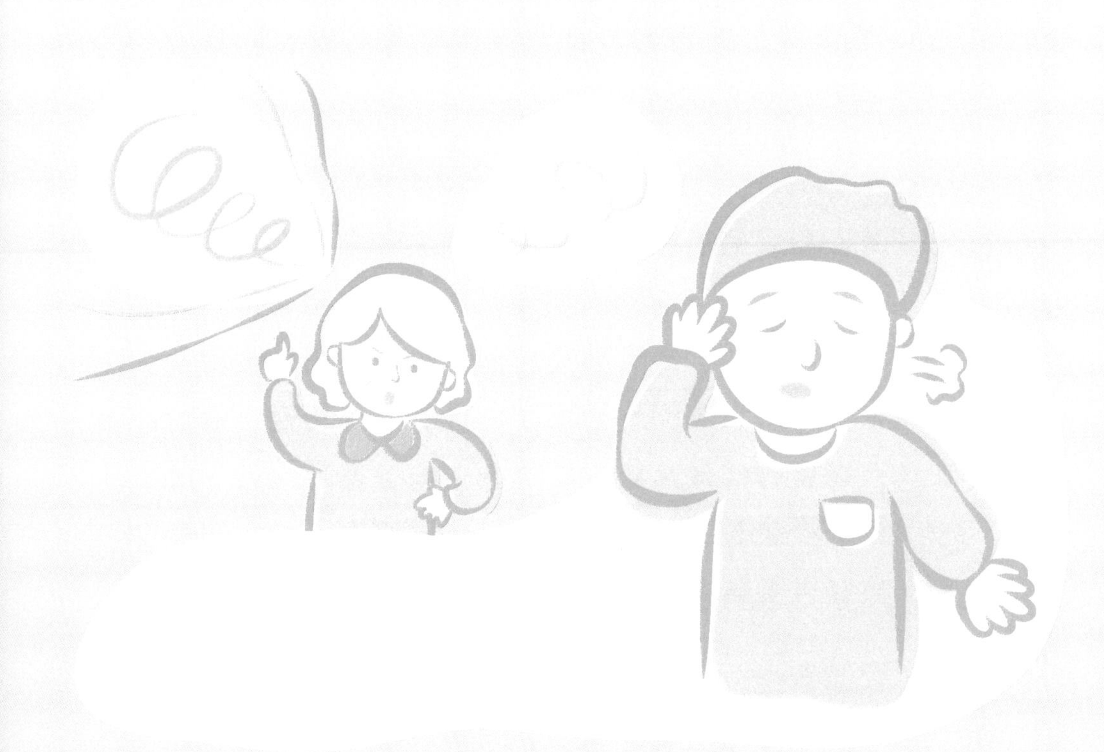

想和你說

台北榮民總醫院老年精神科主任蔡佳芬表示，因為精神疾病長期被污名化，讓許多長輩排斥就醫，或因長輩缺乏病識感，認為自己只是睡不著而已，像秀蘭姨用自己的方式取得安眠藥，治標卻無法治本。

蔡佳芬主任建議，針對不願就醫的長輩，家屬有幾個方法可以嘗試：

1. 睡眠門診：大醫院皆設有睡眠門診，半數是由身心科醫師看診，這樣的科別名稱，長輩比較不會有排斥心。進到診間後，**家屬可以跟醫師遞紙條、打暗號，或拿藥袋給醫師看，有經驗的醫師大概就知道怎麼一回事。**蔡佳芬主任舉例，醫師可能會轉個彎建議，「你吃這麼多藥都沒效，讓我來換藥看看。」長輩為了能好好睡一覺，可能會願意嘗試。

2. 整合門診：如果長輩身體有其他毛病，可藉著例如看三高疾病等理由，順勢將長輩帶至醫院，

掛一次號同時看兩科，**看診的雖然未必是身心科醫師，但內科或是家庭醫學科對於憂鬱症都有一定程度的訓練，也可以開立藥物。**有些醫院甚至是同日有兩名醫師看診，其中包含一名是身心科，長輩不易察覺，用這些間接的方式讓長輩就醫。

3．揪團看病：**相約去看病對老年人很有效，派出與長輩友好的親友，向長輩表示，「我也睡不著，你陪我去看病。」讓長輩覺得不只自己有這樣的困擾，**也營造出看身心科沒什麼大不了，到診間待時機成熟，再鼓吹「既然你都來了，你不是也跟我說你也睡不好，就順便看一下。」

秀蘭姨的問題已非一朝一夕，阿信一家人過去可能已經做過許多努力，最後因為管不動，也不想管了，父親和弟弟只好一直逃避。當秀蘭姨有一點鬆動願意嘗試改變，這時來邀父親或弟弟一起加入協助的陣容，比較有機會成功，**只要有一個環節更動，就能改變家庭氣氛。**

從另一個角度來看，阿信自己不但罹癌可能精神壓力也過高了，應把照顧母親的責任分攤出來。以父親來說，如果只是為了妻子，他也許不想再做任何努力了；但如果他了解阿信有這麼大的負荷，為了讓阿信的身體好一些，也許他會願意再試試看。

至於秀蘭姨愛碎唸，雖然讓家人很不舒服，但這可能是她紓壓的方式，建議阿信當耳邊風，她講她的，不要每個字都聽進去，否則會很痛苦。也許外人會誤以為阿信不在乎，其實不是的，**正是因為了解和包容，才選擇左耳進右耳出，和故意無視於她不同。**

在用藥問題未解決前，比較令人擔心的是藥物過量的副作用，可能導致跌倒受傷、認知或記憶力變差，嚴重憂鬱甚至可能進展為自我傷害。建議阿信帶藥袋至藥局，請藥師提供藥物諮詢，了解有哪些副作用，也要先想好萬一有緊急狀況如何應變及送醫。

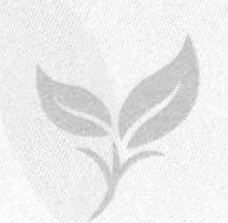

此外，大醫院癌症資源中心都有心理師，為癌友提供諮商及心理支持。阿信除了定期回診，也可以尋求這項資源，向心理師或醫師吐露心中的苦。醫療團隊面臨治療方式或患者病情變化時，經常會找家屬一起開家庭會議，說不定阿信透過自己有疾病這個角色，有機會促成一場家庭會議，**用老年人看重醫師囑咐的特質，例如「你是我的家屬，醫師說你一定要來」，邀請母親以家屬角色出席，再順勢處理她的疾病。**

家人苦口婆心勸說，「你吃這麼多藥會傷身體。」秀蘭姨可能不痛不癢，心裡想的是，「我這麼老了，死掉就死掉。」**透過第三者來勸說，同時了解她在意的點是什麼？例如「你吃這麼多藥，你兒子擔心到快崩潰，要看精神科了！」**她可能不會為了自己就醫，但會願意為兒子改變，讓母親接受治療，對阿信而言也會是一種治療。

1 — 4

身為「三明治」照顧者的左右為難

諮詢／賴德仁（中山醫學大學附設醫院身心科醫師）
撰文／黃苡安

減少家庭成員彼此的衝突，可以透過開家庭會議，溝通對疾病的瞭解程度，對家人要有同理心，把對外人的耐心，拿來包容家人。

「阿珮的學費繳了沒？」楊爸爸同樣的問題已經問過雪芳不下兩百遍了，但是雪芳心頭卻湧上一股暖意，覺得爸爸真替自己操心，從前那個性格火爆，曾拿菜刀對媽媽相向的爸爸，到了晚年竟然想彌補過去，雪芳覺得自己真的好幸福！

由於太渴望父愛，她渾然不覺這可能是失智警訊。

渴望父愛，十多年未謀面仍立即破冰

從有記憶以來，爸爸幾乎與家人零互動，雪芳對他僅有的印象是「很兇」，小學四年級時，爸爸棄家而去了，重獲自由的媽媽選擇追求愛情，照顧三姊妹的擔子，全落在外婆肩上。雪芳原以為至少能擁有母愛，誰知道媽媽的心思完全不在她們身上，於是一心想逃離原生家庭的雪芳，很早就步入婚姻。

隨著女兒呱呱落地，雪芳沉浸在初為人母的喜悅，然而每當看到妯娌有娘家當後盾，心情總是既落寞又羨慕，原來自己的心有個缺口，一直掛念著那個一去不返的爸爸。她決定把他找回來。

楊爸爸原為軍人，退役後，花了大半退休金購置的公寓，在九二一大地震倒塌了，只得長年寄人籬下。雪芳找到十多年未謀面的爸爸，初見面時是怎樣的景象？雪芳說：「他還是很兇欸！」但她不再是當年那個膽怯的小女孩，加上對父親的孺慕之情，父女倆很快就破冰。爸爸是 13 歲隨爺爺奶奶來台，出生在一個動亂的大時代，又成長於風氣強悍的眷村裡，從來沒有人教他要如何處理情緒，「如果爸爸能選擇，他會選擇當一個粗暴的人嗎？」雪芳有著同理爸爸的想法。

堅持「完整的家」，卻讓自己和女兒罹患憂鬱症

跟父親終於撥雲見日，但自己的家庭卻山雨欲來。雪芳的丈夫阿志創業成功後，竟沉迷於賭博，不到幾年時間，賠掉公司和祖產，此時雪芳剛生下第三個孩子，原以為有了兒子，阿志會重新振作，沒想到阿志不惜去借高利貸也要繼續賭，最後

跑路留下一屁股債，而擔保人正是雪芳……，這時她才開始體悟經營一個家有多不容易。

等待阿志回頭卻一再落空，婆婆也拒絕再金援兒子，雪芳只好四處兼差養家，長期精神壓力讓她罹患重度憂鬱症，她仍死守婚姻，堅持要給孩子一個完整的家，直到長女因不堪有個賭鬼爸爸和債主經常登門，也得了憂鬱症，她才決定放手，帶著孩子，人生重新來過。

想不到天倫之樂是不斷地家庭衝突

五年前，雪芳一如以往去探望爸爸，爸爸開始不停叨唸，「阿珮學費繳了沒？」「阿凱學費繳了沒？」雪芳喜孜孜地想著，爸爸真的好疼我！直到同事提醒，楊爸爸可能是失智了，她才帶爸爸就醫，然而醫師只說年紀大了，是正常退化現象，雪芳也就不以為意。

又過了兩年，爸爸因蜂窩性組織炎住院，情緒變得很躁動，不斷抱怨「天花板怎麼到處都有螞蟻？」雪芳驚覺，爸爸跟我活在不同空間嗎？是不是爸爸認知功能出了問題？再度就醫後才確診是失智症。雪芳懊惱自己兩年來太輕忽，更令她氣惱的是，通知大姊和小妹爸爸住院，兩人竟已讀不回。

去年爸爸跌倒臥床三個月，原先收留爸爸的同袍一家不敢再收留他，雪芳才終於說服爸爸搬來同住，享受天倫之樂，不料祖孫間卻爆發了衝突。

這天雪芳餵爸爸吃藥，爸爸耍起脾氣：「妳藥是不是多給了？」

「誰要害你啊！」老二阿珮嗆聲。

「不然妳喝！」

「我又沒生病，為什麼我要喝？」

「妳看看，妳生的好女兒！」爸爸對雪芳撂下這句話。

「妳生的好女兒！」這句話如同一記巴掌打在雪芳臉上，這些年日子雖然過得不好，但對爸爸的孝心絲毫不減。雪芳心裡也明白，阿珮會這樣是她積壓了太多情緒，課餘時間要打兩份工，無法像其他同齡女孩一樣可以揮灑青春，回家後還得分擔家務，而爸爸嗑瓜子常掉一地，夏天又喜歡睡地板，更增加阿珮掃地拖地的難度，難免心生怨恨。

卡在爸爸和女兒間，令雪芳左右為難，她跟阿珮表明，「如果外公和妳，媽媽只能選一個人，我會選外公，因為外公年紀大了，需要我照顧，而妳已經長大，可以獨立了。」

照顧他，但不需要凡事都打理好

但雪芳自己也有很嘔的地方，煮什麼都被爸爸嫌難吃，連蒸個饅頭都被他唸味道不對，而且還是照三餐唸。爸爸還規定，燙青菜裡面一定要加肉絲，孩子抱怨吃不慣，她總是告誡孩子，「你們就犧牲一點。」孩子們都不滿外公為什麼要這樣。

剛開始，雪芳覺得孝順就是凡事都幫爸爸打理好，但她發現，這樣爸爸退化得更快。於是她要爸爸幫忙撿菜、剝蒜頭，結果竟有意外驚喜：原來爸爸炒的飯很好吃。如今陪爸爸下廚是她最開心的事。

雪芳說不覺得照顧爸爸辛苦，陪他一天就是賺到一天，「爸爸現在滿依賴我的，他只肯讓我幫他剪指甲，我感覺到被需要。」

這些年來，雪芳藉由聆聽心靈講座、佛樂、念經及閱讀心靈書籍來紓壓，但對於祖孫衝突，她耿耿於懷，「我一直不懂得如何跟父親相處，他在我生命中消失了一段時間，導致我結了婚，跟異性相處也有很多問題。希望有人指導我，遇到兩代間的問題，如何處理可以比較圓滿？」

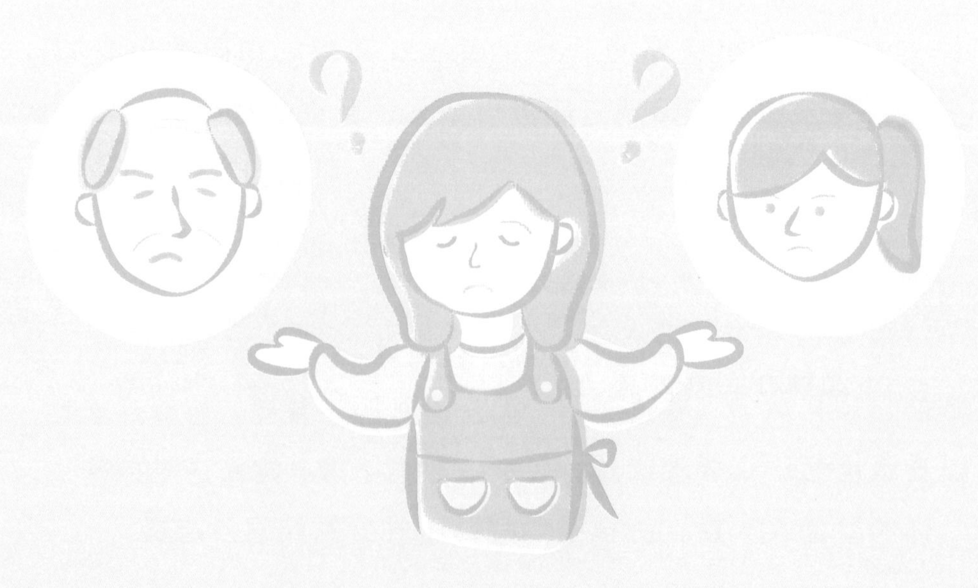

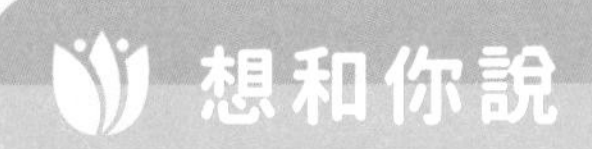

想和你說

中山醫學大學附設醫院身心科醫師賴德仁表示，雪芳的爸爸在她童年時棄家而去，雪芳因為渴望父愛，她會期待丈夫在某些部分可以滿足這個缺口，剛開始還好，但丈夫後來變賭鬼，夫妻關係因此生變，雪芳人生有了第二次的失落，兩個男人都讓她失望。

但她仍想彌補沒有父愛的缺憾。從許多地方可以看出，雪芳在尋找自我定位，「我是一個孝女」。但爸爸的人格特質不容易讓人孝順，至今還是予取予求，做得好是應該，做不好就一直唸，而且失智更加重了他原本的性格。**失智症有一個特色：因為大腦皮質功能退化，判斷力下降，又容易衝動，想講就講，不會考慮講這句話，做這個動作，別人會不舒服。**

若從雪芳孩子的角度來看，外公過去沒有好好照顧媽媽，現在又讓媽媽更辛苦，孩子內在會有許多不滿轉移到外公身上。

所以雪芳要先釐清幾件事：

1. 她渴望的父愛，爸爸現在是沒辦法給予的，目前只是在彌補跟爸爸相處的機會，未來才不會有遺憾。
2. 自己的姊妹不想理會爸爸，不能怪她們。那是自己的選擇，自己要面對，願打願挨；不過在與爸爸互動的過程中，過往的傷口可能會被揭開，雪芳在享受照顧爸爸的同時，也要照顧好自己的身心。

煮菜被爸爸嫌難吃時，不妨撒嬌說，「爸爸那你教我，怎樣能煮出眷村味？」用溫和方式對待，和女兒一起用愛來融化爸爸也是可行的方法。

還有，雪芳的內心對父親應該愛恨情仇都有，現在雖用愛來彌補過去的恨，但恨沒有被處理，當爸爸不經意批評她時，恨可能凌駕於愛，於是雪芳在愛恨之間擺盪。

爸爸的**情緒問題可以藉由藥物治療與善巧的照顧來改善，雪芳的內在有許多沒自信與遺憾的部分，需要外在的力量鼓勵，可以尋求心理諮商，**面對爸爸的問題，也要處理從小到大所累積的負面情緒。

至於如何避免祖孫再發生衝突？賴德仁醫師建議她召開家庭會議，先跟孩子溝通什麼是失智？會有哪些症狀？也說明自己要接外公回來的初衷。另外，最好大家一起**討論照顧上要如何分工，而不是一味要求孩子怎麼做。當然，雪芳也要感謝孩子們願意共同承擔**，例如外公吃的青菜一定要加肉絲這件事，可以跟孩子說：「外公年紀大了，需要補充蛋白質。」或炒菜時先分盤，免得孩子們又覺得受傷，難保不會有下次衝突。此外，雪芳也需要多關懷孩子，重心不能只放在爸爸身上，忽視孩子的需求，不僅孩子心理會不平衡，也會影響他們的人格發展。

雪芳可以帶爸爸**接受失智症專業的醫療照顧，安排到日照中心或據點上課，增加與人交流互動的機會，延緩退化，改善不穩定的情緒，以減輕家人照顧負擔；或申請長照居服員定時到家中協助簡易家務、外出陪伴**。此外，由於爸爸會下廚，若忘記關瓦斯恐引發火災，可加裝瓦斯爐自動關火器，確保居家安全。

1－5

老友相伴，失智不孤單

諮詢／劉嘉逸（台北長庚醫院精神科主治醫師）
張家銘（林口長庚醫院復健及社區精神科主任）
撰文／鄭碧君

無論是照顧者或被照顧者，一定要走出來，不要悶在家想著自己好可憐。一個轉念，可以重塑截然不同的生活風貌！

剛滿 71 歲的美如，約在 5 年前被診斷為失智症。很難想像，照顧她的人是已經 80 歲的玉萍。談及兩人相識的緣分，玉萍說自己在老人服務中心手語團康社擔任指導老師，美如是她的學生，兩人因十分投緣，私下也成了好朋友，更就此展開一段共同參與樂齡表演活動、照護扶持的旅程。

度過足不出戶的低潮期，一個轉念改變失智後生活

「剛認識她的時候，就跟一般人一樣，上課時帶動唱也做得很流暢，完全看不出來有生病。」不過，玉萍說她發現美如有時容易鬧脾氣，美如才向她坦承自己是輕度失智患者，但她並不想讓其他人知道這件事。由於幾乎天天見面、一起上課一起跳舞，加上彼此之間合得來，隨著相處的時間更多，玉萍因此更了解美如不為人知的故事。

美如過去從事國小教職工作，並與高齡母親同住。自母親罹患失智症後便獨力照顧多年，未料幾年後自己也出現丟三落四、剛講完就忘記等症狀，經醫師檢查後確認也成為失智一族。

「可能是她那幾年壓力太大了吧，白天照顧母親已經很累，晚上又睡不好，她自己也說那段時間心情真的很低落。」玉萍如此解釋好姊妹的病因。當美如知道自己也生病了，實在無力再照顧年邁的媽媽後，遂將母親送到安養中心。隻身獨居的她，因心情沮喪不敢出門，把自己封閉在家長達半年以上的時間。直到某天一次外出，看到老人服務中心和她年紀相仿的學員們，正開心地手舞足蹈著，好奇上前一問後，便決定加入學習行列。

情緒波動大，也是失智症狀之一

熟識之後，玉萍漸漸發現美如失智的種種症狀，像是：

「一直講重複的話，明明前一天才跟我說過的事，隔天又再說一遍，好像是第一次講給我聽那樣。」；「上課經常遲到，因為她一看到要搭的公車路線就招手，結果常搭到反方向的車，後來她每次出門就會小心翼翼打電話問我要在哪裡上下車，結果還是會搞錯。」；「美如也常常把東西忘在公車上，或是每次表演結束後，皮箱沒帶人就先離開了。」

不過美如待人親切、很懂得關心他人，所以在團體中頗受歡迎。雖已年過七旬，不時卻有著像孩子般的性格。「很喜歡別人稱讚她呀！每次只要有上台表演的機會就高興得不得了，還會說：『老師，我們要練到最好，不能讓人家笑！』」因為對自我要求甚高，就連他人不經意間說的一句隱含批評的話，往往會觸動了美如心中的某個開關，做出激烈反應。

「她不喜歡別人說她不好，覺得自己曾是這麼優秀的老師，怎麼可能會有做錯的地方。尤其更要避開有關原生家庭的話題，否則她會立刻失控。」玉萍回憶，以前美如雖容易發怒，但情緒問題比較輕微，最近則似乎變得較為嚴重。幾個月前的一次上課，美如甚至跑到教室外把手指甲都咬到流血，還怒氣沖沖地猛搥自己的胸部。「學員知道她有這種狀況後，言談之間就會多注意，盡可能避免踩到她的痛處，也會少與她爭辯。」

失意不喪志、失智不失志，學習從逆境走出

美如的女兒遠嫁日本，自從送失智母親去安養中心後，美如幾年來都是一個人住。「她回家之後，只要有任何需要，就會連絡我，可以做到的，我就盡量幫忙 。」玉萍說，包括辦理證件、整理參加日本舞表演的服裝道具、到醫院看病等，因美如個性要求完美、容易緊張，深怕自己一不小心東缺西漏，總會不時向她求助。但當時間來到白天，美如則轉身變成玉萍授課班級裡的小助教，「她以前也是老師嘛！雖然說有時記性不是太好，但她有協助的熱忱，是很好的幫手。」此外，兩人也結伴參與各種活動和課程，「只要她有興趣學的，我們就會一起去學！」儘管玉萍說這句話時口氣並無特殊，聽起來就像是句很稀鬆平常的話，卻一語道破了真摯情誼的本質。

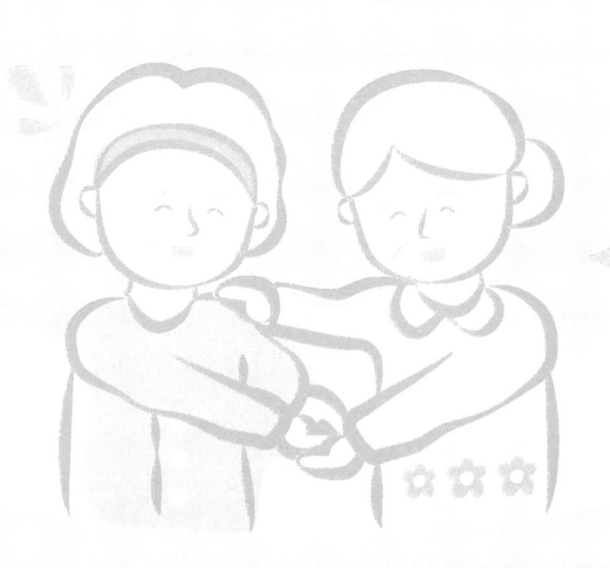

為何願意無償、一再地成為朋友的救兵？玉萍原本明朗的聲音忽而有些低微，緩緩說出自己未曾主動對外透露的往事。「我有一個重度殘障的兒子，後來因病過世了。」因為有著切身之痛，加上一雙善於工藝的巧手受到肯定，在受到啟聰學校擔任助教的邀約後，雖是志工性質，玉萍二話不說立刻答應。從縫紉、串珠、中國結、絲襪花……一教就是十年，一面教學的同時也一面繼續進修，把對兒子的思念化做服務和自我成長的動力，「我是這樣想的啦！只要有機會就要多助人、奉獻自己。」

她也提醒，無論是照顧者或被照顧者，「一定要走出來，不要悶在家想著自己好可憐！」玉萍說，過去她雖辭掉工作全心照顧兒子，但必定會抓出空檔去學習自己喜愛的手工藝，因此能擁抱更豐美的老後人生，甚而有餘力可以照顧這些有需要的朋友們。而原以為失智後世界可能就此晦暗無光的美如，也因為一個轉念重塑了截然不同的生活風貌，其積極面對、與疾病共處的過程，亦使她經常受邀至各場合做演講見證，用親身經歷鼓舞仍深陷於失智迷霧的人們。

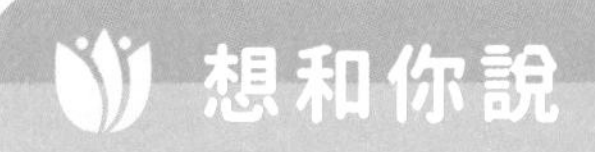

面臨失智病友因為在乎他人的眼光或說法，而在某些情況下用比較激烈的方式表達情緒，甚至發生自我傷害的行為，林口長庚醫院復健及社區精神科主任、台灣憂鬱症防治協會理事長張家銘指出，老年憂鬱症和失智症互為危險因子、經常伴隨發生，家屬應注意病人是否有心情變得不好、低落沮喪，或是比以前更容易發脾氣、對過去喜歡做的事變得興趣缺缺等現象。而**過於強烈的情緒反應背後，可能潛藏著情感性的疾病，不能只把這些情緒變化單純歸咎於失智，有時先改善憂鬱問題，其實更容易看到一些效果。**

他也提到，因台灣人口快速高齡化的關係，這幾年看到所謂「老人照顧老老人」或「沒有年輕人在旁、老老人彼此互相照顧」的情況已經越來越多，然而照護者也會有其自身需求必須被照顧或協助，建議無論如何都要找出方法或尋求外部幫忙讓自己喘口氣。例如借助政府長照機構或相關的日照中心提供照顧服務，在訓練有素的專業照護人員或志工的陪伴下，不但能降低家屬的負擔，對部分長者也能達到減緩退化速度、健康老化的目標。

台北長庚醫院精神科主治醫師劉嘉逸提醒，照顧者承受長期負荷之下，可能會引發身體不適症狀，以及睡眠不足、焦慮、憂鬱等精神症狀，為避免心力交瘁，可以這樣做：

1. **了解被照顧者所患疾病的相關知識**，提升自己照顧及和病人相處的能力，有助減輕壓力。
2. **多接觸運用各式社會專業資源**，並尋求同儕間的支持，相關單位舉辦的家屬座談、家屬互助團體

等，不僅能獲得更多照護的方法和資源，亦能幫助卸除部分壓力，能提供很大的幫助。

3. 照護者要有紓壓的活動、撥出時間運動或娛樂，有能夠聊天、分享心情的朋友也很重要。

4. 真的覺得自己快累壞了，千萬別害怕求助，尋求協助未必要找醫生，可善用社區心理諮商服務。

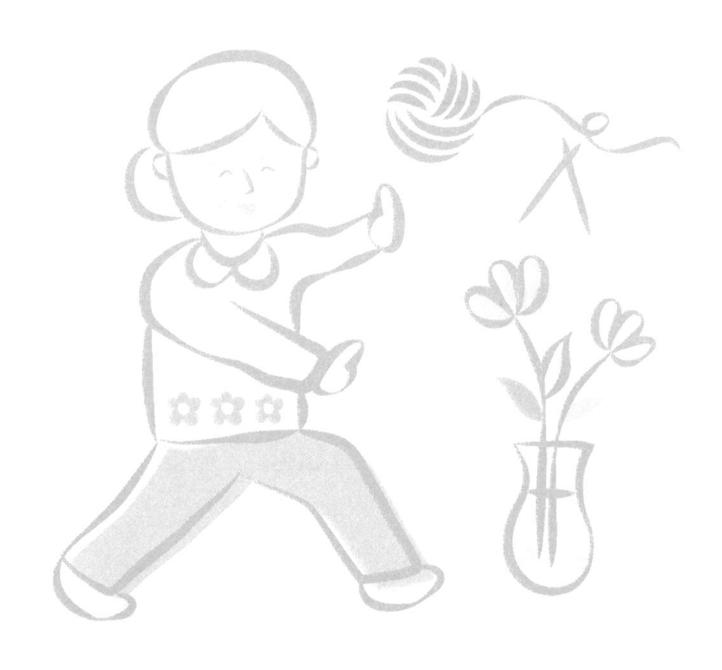

1－6

親子關係疏離，用理性支撐照顧的責任

諮詢／蔡佳芬（台北榮民總醫院老年精神科主任）
撰文／黃苡安

家庭照顧者通常承攬多重角色，把治療的事交給專業，能讓自己比較放鬆，別忘了醫事人員也是你的同盟。

告別式上，阿宏伯眼神略帶哀愁的遺照，彷彿看著自己在人世間最後一程路，有誰來相送。10 年前被誤診罹患肝癌，以為自己將不久於世，惶恐無人送終的他，隻身到相館預先拍下這幅照片，怎料老天又多留他 10 個寒暑。牧師追悼阿宏伯生命最後幾年因失智，忘卻所有俗世煩惱及病痛，無憂無慮，如今離苦得樂，重回天家了。

離苦的又何只是阿宏伯一人，他的一雙女兒多年來最害怕面對的事，也將歸於塵土。

與父親的相處是揮之不去的夢魘

都說女兒是爸爸的前世情人，每次聽到這句話，小美和妹妹小薇都很無言，父親阿宏伯帶給她們的，只有揮不去的夢魘。

在小美的記憶裡，勉強能拼湊出幼年時的確有過幾年幸福的家庭生活，但小學三年級搬進新家後，家裡氣氛愈來愈差。原因不外乎是爸爸太相信朋友被倒債，要不就是爸媽因為炒股意見不合，爆發口角，爸爸怒極了就會打小孩出氣，家哪是避風港，根本是暴風圈！小美曾跟媽媽抱怨家庭沒有溫暖，卻遭斥責，「每天有給你飯吃，怎麼會沒溫暖？」

雖然媽媽個性也很差勁，小美和小薇還是比較偏向媽媽這一邊，尤其當媽媽炒股失敗，全身而退的爸爸卻拒絕伸援手，一向人前風光的媽媽最後只得放下身段去醫院當看護，看在姊妹倆眼裡，爸爸實在太無情。

那些年裡，媽媽鮮少生病，爸爸卻大病小病不斷，小美和小薇都認為，爸爸會比媽媽先死，到時日子就比較好過了，不料媽媽意外發現罹患肺癌時，已是末期，抗癌兩年不治。母親頭七後不久，爸爸便四處託人做媒、急著拋售房子，打算續弦換新家迎接新人生，至於女兒嘛，就出去租屋提早自立吧！這讓還在就學的小美和小薇如驚弓之鳥，所幸賣屋並不順利，姊妹倆得以喘息。等到小美畢業穩定就業，父親再下逐客令，此時小薇也已成了流浪教師，一家三人於是各奔東西。

小美和小薇成長過程宛如噩夢一場，雖然知道當父親年老，照顧他會是她們的責任，但內心實在百般不願意。父親後來投靠已婚的妹妹，小美則忙著在新聞界奮戰，反正能鴕鳥多久就多久，就像新聞學的至理名言：沒有消息就是好消息。

對失智後的父親有恨有憐

歲月無聲，當有關於父親的消息漸多，他已是佝僂老人。父親雖然投靠小薇，實際陪伴他的是小薇的公公順利伯，順利伯知道小薇的難處，自願跳出來幫忙，親友們不懷好意地議論著，說小薇怎麼這麼敢，竟把爸爸丟給公公照顧？男方會怎麼看待這媳婦？而小美也只能充耳不聞，對順利伯她只有無限的感激，事實上也是順利伯察覺爸爸出現失智徵兆。

阿宏伯確診得了失智症，毫無病識感的他，還像年輕時一樣喜歡出門亂逛，還很得意 65 歲以上老人搭公車免費，可以坐夠本，有幾次他遊車河遊了一整天，對於怎麼找到回家的路卻完全沒印象。為預防他發生意外，小美的姑姑幫忙找了樸實的清潔員華姊來當看護。華姊第一次見到小美就主動表示，她從小就沒有爸爸，很羨慕有爸爸的小孩，她會把阿宏伯當成自己的爸爸照顧，讓小美覺得很放心。

此時小美也不敢置身事外了，她開始不定期去探視爸爸，也發現爸爸退化的很嚴重，對於小美的問候及詢問，他總像放錄音帶似的回應「我是大學教授耶！」、「我以前留學過美國。」反反覆覆講幾百遍好像都不會累，而且還不是事實，搞得小美暈頭轉向。對於這個她曾憎恨不已的人，逐漸產生憐憫之心。

由專業接手照顧的責任，減少懸掛於心的壓力

一回小美出差外宿，接到華姊十萬火急的電話，問她有沒有看到阿宏伯？原來阿宏伯溜出門後，一夜未歸。事後才知，他被送去醫院急診室待了一晚，隔天默默返家。爾後每次接到緊急電話，小美總是膽顫心驚，而她不知道的是，華姊早就看出他們親子間感情疏離，於是開始混水摸魚遲到早退，因為華姊演技精湛，小美沒看出破綻，順利伯雖察覺有異，但老人顧老人心好累，於是睜一隻眼閉一隻眼，直到華姊捅出大婁子……

這日清晨，阿宏伯自行起床如廁，因雙腿乏力，跌倒在自己的便溺裡，華姊上班遲到，讓阿宏伯多受困了一個多小時，全家人此時忍無可忍，決議讓阿宏伯住進安養院，阿宏伯雖百般不願意，最後還是寡不敵眾無奈接受，在安養院度過最後兩年餘生。在安養院裡，看見小美來了，阿宏伯依然在大庭廣眾下嚷嚷「我是大學教授耶！」、「我以前留學過美國。」讓小美覺得很糗。

這一生這樣相遇太痛苦，相信因果輪迴的小美，趁父親什麼都記不得了，默默和父親和解，來世若再相見，別再用這樣的面目相見了吧？

阿宏伯在全球爆發新冠肺炎疫情前兩個月，因反覆感染肺炎離世。他生前很擔心自己的身後事，10 年前就將拍好的遺照託付給順利伯保管，曾想棄女兒於不顧的他，晚年竟會替她們著想，留了一筆錢讓姊妹倆不用煩惱付不出遺產稅⋯⋯。

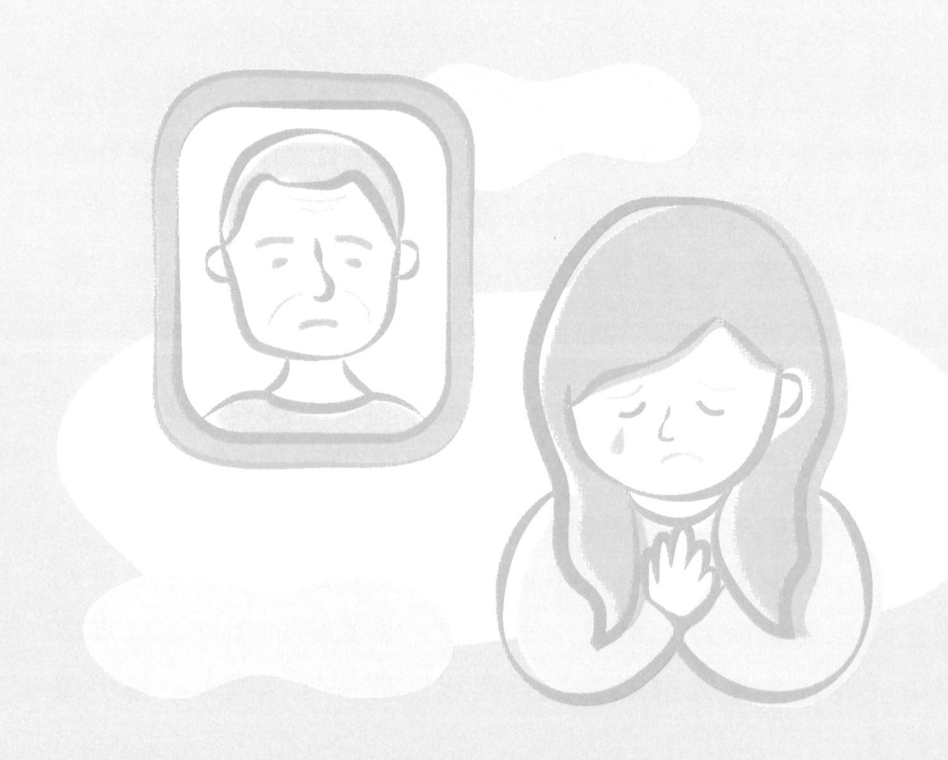

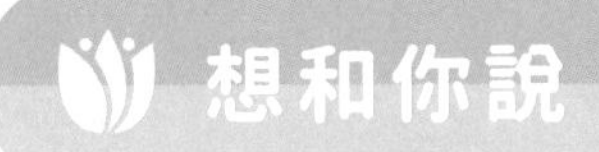

想和你說

台北榮民總醫院老年精神科主任蔡佳芬表示，自己的診間有不少類似小美的案例，這些孩子其實很辛苦，要面對過去的創傷，還得面對外界眼光，很容易被困住。他們並沒有要棄父母於不顧，但**與父母的「情感存摺」趨近於零的情況下，只是用理性來照顧父母人生最後的一段旅程，已經很盡心盡力。**

在這個案例裡，妹妹將爸爸交給公公照顧，其實她是有出力的，小美會感到難受，表示她也想出一份力。小美和妹妹應該成為一個同盟互為幫手，以人力、財力為核心，一起盤點有哪些照顧資源可選擇？例如：

1. 送爸爸去安養機構，讓公公不會那麼辛苦，但開銷比較高。

→ 爸爸有留一筆錢，是否拿一部分出來運用？這點兩姊妹講好即可。

2. 請外籍看護工 + 搭配公公不定時陪伴

→ 公公不用負全責，費用比住安養院少，留在自己家裡也比較熟悉和溫暖。

3. 日照中心 + 居家服務員 + 搭配公公不定時陪伴

→ 優點與第二點相似，且日照中心安排的課程活動，有助於強化生理機能。

4. 等退化更嚴重必須臥床，再送去安養機構。

→ 可預先尋找適合的安養機構，並預先準備所需費用。

以上方式，沒有哪一個比較好，只有哪一個比較適合。此外，必須還要有 A 計畫、B 計畫、C 計畫，例如：找不到適合的安養機構，或像新冠肺炎疫情期間，日照中心暫停服務時，要怎麼因應？也要考量失智者還未退化到臥床期時，可能會很抗拒住安養機構，還可能亂跑，屆時如何處理。除了**盤點人力、財力外，照顧者的身心健康也要一併盤點，視情感存摺而定，想做多少就做多少。**

至於爸爸老愛說自己是大學教授、曾經留美，這是**失智症經典症狀，因為大腦受損，同樣的話會跳針講200遍，遇到這種情形不要吐槽或指責，也不要正面質問，可以轉移注意力，甚至善意地唬弄也沒關係。**

也可以巧妙地利用這個特點，設法運用在如何照顧他，例如他如廁後不洗手，你可以說，「你以前去過美國留學，應該知道不洗手會有細菌……。」「我聽說在哈佛大學，洗手都要用肥皂搓30秒，就能將細菌沖走……。」隨便你怎麼扯，他們不見得有能力拆穿你，**失智者的認知功能跟一般人不同，很荒謬的情節他也可能接受，重點在於順著他的毛，不跟他起衝突。**

1－7

雙親皆病，水深火熱轉而珍惜感恩

諮詢／劉嘉逸（台北長庚醫院精神科主治醫師）
張家銘（林口長庚醫院復健及社區精神科主任）
撰文／鄭碧君

人老了，心理彈性會變差，思考經常較為固執，在照顧罹病的長者時，要調整自我心態，降低對老人家的期望值，避免發生正面衝突。

「人生的價值在於能幫別人解決問題。其實老人家在年輕時為我們付出很多，現在年紀那麼大了，還願意讓我照顧他們，很多時候是他們在包容我們，是我們的福氣！」志強有感而發地說，這也是他照護罹患失智症媽媽將近兩年的心得。

失智前兆當成老化現象，直到體檢才發現

志強目前主要照顧的是 86 歲的媽媽。但曾有一段時間，他還同時照顧已高齡九旬的爸爸。

「爸爸那時的情況比較嚴重，經常是自己出去就回不來了，會搭計程車但卻講不出家在哪裡，所以我們經常接到警察局的電話。」包括鄰居也從談話中察覺爸爸跟過去有很大的差異。不過由於爸爸生活都能自理，一切作息也跟往常沒什麼不同，「很多人都不相信他竟然是得了失智症！」就連家人也都以為「爸爸只是老了」。

媽媽也是同樣情況。由於子女皆未和父母同住，僅在周末吃飯時家人間才得以小聚，「有發現她碗筷好像洗得不太乾淨，這是以前不可能會犯的失誤。」不過因為媽媽煮飯等日常行為皆無異狀，即便家中有醫學與藥學背景出身的兄弟姊妹，也僅認為兩老是年紀大的自然退化現象，並沒再多想。志強說：「心裡大概也隱隱覺得這不會發生在她身上吧！」因此儘管媽媽已出現疑似罹病的徵兆，但同樣被忽略了。「直到後來知道媽媽生病，我查資料才了解到那些小動作是認知功能出現退化所導致，是失智症的警訊。」志強說。

志強後來搬回家和父母住，因無力隻身照顧兩位老人，家屬商討後決定先將爸爸送到安養中心。在入住照護機構必須先進行體檢的情況下，「想說爸爸都要檢查了，順便也帶媽媽一起去。」結果這才知道父母親都罹患了失智症，且皆已是中度失智。

同時照顧失智雙親，簡直是水深火熱

剛回家照顧爸媽的一段時間裡，志強表示，「那時是最辛苦的，一口氣照顧兩個，簡直是水深火熱！」因為長久未生活在一起，不諳長輩習性，且自己過去完全沒有照顧他人的經驗，可以說完全從零開始。「每天晚上 8、9 點，等老人家都上床後，我就到旁邊的土地公廟，祈求神明能讓我明天再順利度過一關。」

不過志強說當時並不自覺有什麼特別的情緒。準備三餐、就醫、處理大小事，加上自己也有工作，「就是一直在應付各種狀況啊！像是牙口不好，要想辦法讓他們把東西吃下去，飯後還要注意他們腸胃舒不舒服。這些做完接著又到了下一餐……。」即使後來將爸爸送到安養中心，照護的責任看似減輕一半，但頭幾個月還是時時膽戰心驚，努力學習如何照料。

毫無經驗的志強，藉由詢問醫生、上網找資料，從頭學起。後來他也參與了失智症家屬照顧技巧課程及家屬支持團體，透過專家老師在照護與溝通上的示範教學，逐漸習得更多照顧的知能與技巧。

對每個人都有他的獨特性，有了深刻的體會

在手忙腳亂、不知所措的照顧雙親的這段時間內，雖然艱辛，志強卻說自己從照護當中獲得了很寶貴的經驗。

「要是沒有照顧老人家，我還無法深刻體會到每個人都有他的獨特性；要是爸媽沒有失智，我不會有機會看到他們內心世界的另一面！」他回想過去父母身體心智還很硬朗的時光，為了讓一整個家穩定運作，維持和樂融融的氣氛，爸媽總會配合家人去做自己可能不見得那麼喜歡的事。但罹患失智症後，志強發現他們彷彿不再有壓力，能夠自在的表達自己真正的想法，「就有點像小孩子的個性啦！不像以前有一種要做子女模範的感覺。現在遇到不想做的事，不想吃的東西，會很直接表達不要；碰到喜歡的、讓他們快樂的事物，也都會笑呵呵的。」

順著他、多陪伴，減少照護混亂

因為照顧媽媽的時間較長，志強對於媽媽罹病前後的改變，有著比較多的切身觀察。他說媽媽還是保持原先喜愛從事的活動，不過有些行為明顯跟以前不太一樣。比方說，媽媽依然喜歡到菜市場逛逛採買，假如跟她說今天只能買青菜，不要買豆腐，她有可能出現只買豆腐回來，其餘的食材都沒買的情況。另外，雖然媽媽仍可自行到菜市場活動，但如果是去以往比較少去的地方，她有可能就沒辦法順利返家了。

志強會在生活上順著媽媽，在力所能及的情況下配合媽媽。他發現，媽媽年輕時就是個開朗快樂的人，也喜歡和左鄰右舍聊天，雖然生病後會一直重複同樣的話，但媽媽的個性並沒有太大改變。因此考量到媽媽喜愛與人相處的特質，但又擔心她一個人在家若跑出門後不知道回家的路，本身擔任業務工作的志強，會在向公司報備或徵詢客戶同意後，帶著媽媽到辦公室坐坐，與人多接觸。

「會生氣、起衝突，往往都是被照顧者和照顧者唱反調。我覺得最重要的還是陪伴，就算是她說話時你只是在旁邊點點頭，她都會很滿足！」

轉念因應失智長輩負面情緒

然而，媽媽難免也會出現焦躁不安、自我價值感低落的時刻。例如跟遠在美國的女兒講電話時，總愛說自己以前如何辛苦、現在為什麼不能早點走、留著只是拖累大家等，被家人一度懷疑是否還罹患了憂鬱症。

「但我認為不是，感覺是她心裡其實很渴望跟其他子女多說說話，有更多子女的陪伴。」志強觀察發現，媽媽的心情會在和妹妹通完電話後改善許多，他因此強烈感受到家人間源於血緣關係所帶來的快樂因子，並不會因為疾病而有所改變。偶爾媽媽起床時可能因為身體不太舒服也會有起床氣，或又開始叨念一些悲觀想法，「我就提醒她，昨天是不是誰打電話來，說了些什麼，聊一聊讓她快樂的事，她很快就會忘了原本那些不開心的情緒。」

正面看待自己身為照護者的責任，多與同齡朋友分享照顧長輩的心得，且不讓自己的心情被患者影響，都是志強的因應之道。

「當你心裡不想接下照顧任務的時候，一定都會覺得是辛苦的。我和身旁朋友的父母比對，發現八、九成老人家普遍都有負面想法，所以一旦老人家喊著不想活、自己是負擔時，我就會把它想成他們只是希望子女能夠生活得更好。」即使媽媽今年三月因病在急診室待了三天，住院十餘日，志強辛苦照顧之餘也說自己將之視為一個學習的機會，從護理師的身上學到往後該如何把媽媽照顧得更好。

他也提醒其他正走在照顧之路上的人，「別忘了照顧的初衷是因為對家人的愛。現在的醫療水準很高，醫師、護理師都很優秀，只要願意發問，也能得到答案，這些都能讓我們在照顧長輩的同時維持生活的穩定，甚至可以從中得到快樂。」

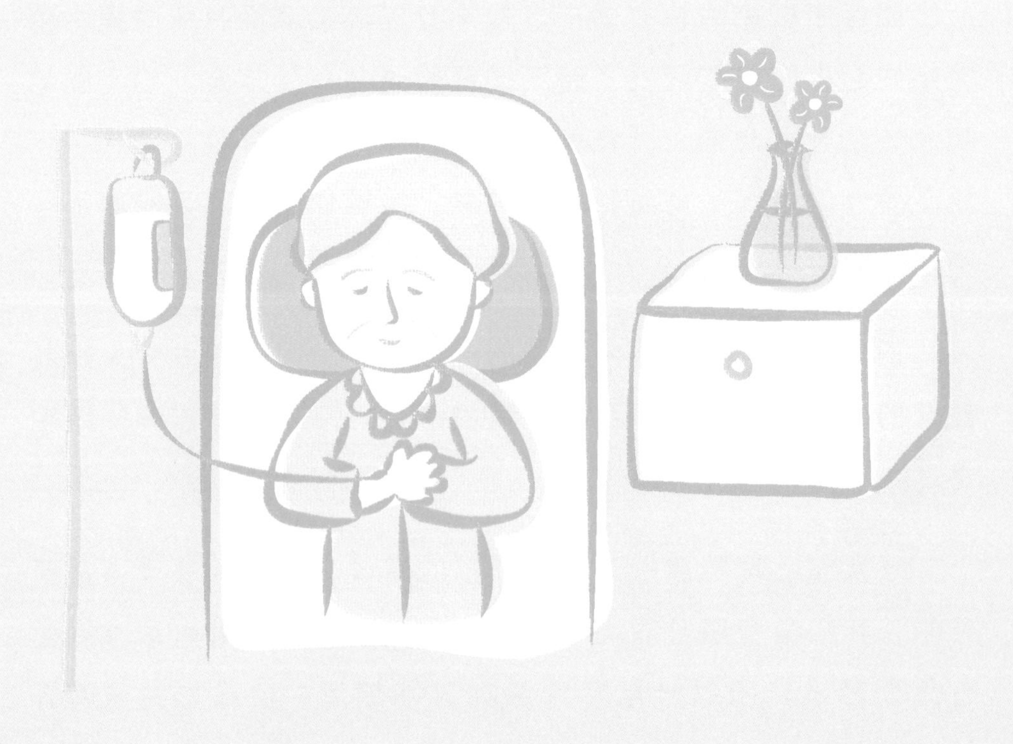

想和你說

台北長庚醫院精神科主治醫師劉嘉逸表示，綜觀許多老年人普遍有頻頻抱怨或心情不好的現象，看似有憂鬱症狀或憂鬱情緒，但未必代表是得了憂鬱症。臨床上需要被治療的憂鬱症，是指其心情低落、煩躁不安等憂鬱症狀，幾乎是每天發生，且持續 2 週以上，嚴重到影響生活或健康，並經過醫師全面性的評估判斷。如果長輩只是偶有沮喪、憂鬱的情緒，陪他聊聊天就會有幫助。

林口長庚醫院復健及社區精神科主任、台灣憂鬱症防治協會理事長張家銘指出，**如果長輩出現過去未曾有的情況，或沮喪、憂鬱的頻率增高，可以在就醫時向醫師詢問：「除了本身生理疾病問題之外，這些行為上的不同，是否和心理因素相關」。**而舉凡健忘、注意力不集中、覺得自己沒用什麼事都做不好等，都是長者常有的抱怨。當家人注意到長輩有這些現象時，建議應優先關心其心理感受，同時評估他們退化的速度和整體身體狀況。

劉嘉逸醫師說明，照顧憂鬱與失智患者的方式大致類似，主要的差別在於失智病人除記憶力減退外，認知功能也會出現障礙，所以家屬在照顧時，需耐心提醒人事時地物等現實，並應使患者的生活環境變化降至最低。此外，為免照顧者在照顧過程中產生過多的挫折感，劉嘉逸醫師也提醒家屬**「調整自我心態」的重要性，畢竟人老了，心理彈性會變差，思考經常較為固執，照護者有必要降低對老人家的期望。**遇到長輩有各種抱怨或想法時，可先從傾聽做起；若想幫助長輩透過一些方法來改善他的抱怨時，也應與長輩充分討論；假使長輩拒絕、消極不做，也先別勉強或氣餒，可以在不同的時間點再提出相同建議，某些狀況下甚至可以帶著他（她）一起參與。要是患者仍無意願，則應給予尊重和空間，避免發生正面衝突。

2

憂鬱和失智知多少

2－1

憂鬱症和失智症，長者心理健康的兩大威脅

撰文／黃嘉慈

全球分別有7%及5%的老年人口，深受憂鬱症和失智症所苦。罹患憂鬱症的長者自殺率更高，失智症則讓長者喪失活動能力，增加對照顧者的依賴性。

世界衛生組織指出，全球人口正在迅速老化中。從2015年到2050年，老年人口的比例估計將從12%升高至22%（參見1）。也就是說，60歲以上的人口預計將從9億增加到20億。這些長者曾經為家庭、工作和社區積極付出，對社會做出了重要貢獻。然而，隨著年齡增長，他們也歷經各種失落（例如，社會角色、生活安排、執行某些活動的能力、親人死亡等）、慢性疾病、認知功能和感覺缺損，以及因正常衰老而產生的生理變化，漸漸影響長者的心理健康。

憂鬱症和失智症是全球重要的公共衛生議題

此外，根據 2017 年世界衛生組織的資料顯示，60 歲以上成人，患有精神或神經疾患（不包括頭痛疾患）者超過 20%；在這個年齡層中最常見的精神和神經疾患，就是憂鬱症和失智症，它們分別影響了 7%和 5%的全球老年人口（參見 2）。憂鬱症和失智症已成為全球重要的公共衛生議題。

凱薩基金會在 2020 年針對美國人口普查局的家庭脈動調查資料所進行的分析發現，在新冠病毒大流行期間，有四分之一的老人罹患焦慮和憂鬱症（參見 3）。另外，由 YouGove 市調公司在 2017 年為英國老人社福機構 Age UK 所進行的研究顯示，將近一半 55 歲以上成人（770 萬）表示自己曾罹患憂鬱症（參見 4）。至於失智症方面，美國疾病控制和預防中心的資料指出，在 2014 年 65 歲以上的成人中，約有 500 萬人患有失智症，預計到 2060 年將接近 1400 萬人（參見 5）。英國失智症慈善機構阿茲海默社會（Alzheimer's Society）於 2014 年發表的《失智症報告》則指出，英國在 2015 年約有 85 萬人罹患失智症；預計到 2021 年會超過 100 萬人，到 2051 年，將會有超 200 萬人罹患失智症（參見 6）。

在台灣，一項根據《台灣老齡化縱向研究（TLSA）》中 1996 年至 2007 年間以 2673 名 65 歲及以上的老人數據所進行的分析研究發現，超過五分之一的老人呈現憂鬱狀態（參見 7）。依衛生福利部於 2011-2013 年委託台灣失智症協會進行之失智症流行病學調查結果，以及內政部 2018 年 12 月底人口統計資料估算，65 歲以上老人共 343 萬餘人，其中 65 歲以上失智症人口約 27 萬人，盛行率為 7.86%，即 65 歲以上的老人約每 12 人有 1 位失智者（參見 8）。

患有憂鬱症的長者自殺率更高

憂鬱症是影響長者心理健康的常見疾病，但憂鬱症並不是臨床上老化的正常發展。事實上，雖然比年輕人有更多的疾病或身體問題，但許多老年人對自己的生活是感到滿意的。不過，若年輕時曾罹患憂鬱症，那麼年老時發生憂鬱症的機率可能較高。此外，有許多因素，如身體疾病、基因、退休、財務問題、失去親密關係、社交孤立等，都可能引發憂鬱症。一項荷蘭研究在分析了《萊頓 85 以上研究》中老人的數據後發現，憂鬱症在最年長的老年人中非常普遍，並且與功能性障礙和認知缺損密切相關（參見 9）。另一項由法國學者 Ismael Conejero 等所進行的老人自殺研究指出，無用感、社會疏離感、與慢性

疾病有關的心裡痛苦與老人自殺行為有關；而同時出現焦慮症和憂鬱症的老人更是自殺的高危險群（參見10）。美國健康排行榜（American Health Ranking）就1999-2019年的自殺數據所整理的報告指出，憂鬱症是老人自殺的主因之一，該報告也強調，老人的自殺死亡人數被低估了，因為他們可能是透過消極的自傷行為來結束生命，如拒絕進食、服藥或喝水，而這些很少被歸類為自殺行為（參見11）。

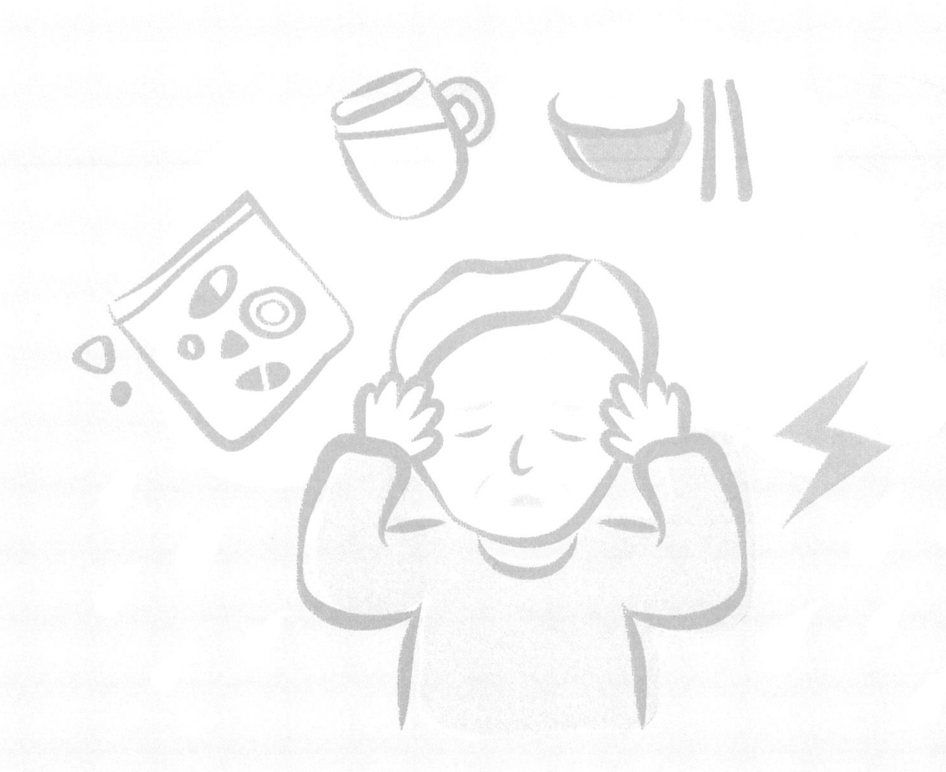

失智症會讓長者喪失活動能力，增加對照顧者的依賴性

失智症是記憶力和其他心理能力，包括語言和決策能力的下降。此外，失智症還會引發其他症狀，如情緒變化，像是易怒、憂鬱和焦慮，以及個性和行為的變化。引發失智症的可能因素包括：退化、腦中風或慢性腦血管病變、營養失調、顱內病灶、新陳代謝異常、中樞神經系統感染和中毒等。失智症患者到了晚期也會喪失活動能力，變得完全依賴。

憂鬱症和失智症都會給患者和照顧者的人生帶來莫大的衝擊，增加社會成本。如何有效預防和執行緩解策略，刻不容緩。

參考資料

1. https：//www.who.int/news-room/fact-sheets/detail/ageing-and-health
2. Mental health of older adults (who.int)
3. https：//www.kff.org/38d05ae/
4. https：//www.ageuk.org.uk/latest-news/articles/2017/october/half-aged-55-have-had-mental-health-problems/#:~:text=Nearly%20half%20of%20adults%20(7.7,people%20in%20the%20UK%20today
5. https：//www.cdc.gov/aging/dementia/index.html
6. Importance of Early Diagnosis of Alzheimer’s Disease and Mild Cognitive Impairment (MCI) | Identify Alzheimer's Disease (AD) - Biogen
7. Effects of different amounts of exercise on preventing depressive symptoms in community-dwelling older adults: a prospective cohort study in Taiwan - PubMed (nih.gov).
8. 衛生福利部失智症防治照護 政策綱領暨行動方案 2.0（含工作項目）（2020 年版）
9. Prevalence, correlates and recognition of depression in the oldest old: the Leiden 85-plus study - PubMed (nih.gov)
10. Suicide in older adults: current perspectives | CIA (dovepress. com)
11. Explore Suicide - Ages 65+ in the United States | 2021 Senior Report | AHR (americashealthrankings.org)

2－2

交錯影響的憂鬱、失智和其他疾病

撰文／黃嘉慈

長期照顧生病的長者並不容易，體力和情緒的負擔將隨著時間拉長而累積。若是未紓緩壓力，可能會損害自己的健康、人際關係和精神狀態，最終導致倦怠或憂鬱。

身體機能在老化的過程中會出現自然的變化，像是感官能力衰退（如聽力、視力減退，前庭功能下降導致容易暈眩跌倒）、肌力和體力快速下滑、免疫及泌尿系統變化等。若在老化過程中還患有一些身體疾病，甚至多種慢性病，如心臟血管疾病、高血壓、癌症、退化性關節炎、糖尿病、骨質疏鬆症等，會造成長者出現例如行動不便、疲勞、膀胱控制不良、認知能力下降和社交減少等種種變化。這些變化可能單獨存在，也可能同時發生，甚至相互影響。許多長者在面對這些身心上的變化時，常感到困惑、害怕與不知所措。

年紀增長，身體與心理狀況辨別複雜化

美國慈善機構老年資助者（GIA）在2014年舉辦的一場《心理健康和老化》網路研討會中提出，隨著年紀增長，健康狀況與心理症狀之間有複雜的相互作用，使得長者健康狀況的辨別、診斷和治療變得複雜（參見1）。例如：

- 情緒失落｜面對一個有多重失落（如：離婚、喪偶、失業、生病等）的長者，可能很難判定他／她的反應是正常的哀傷，還是憂鬱。
- 記憶問題｜長者有記憶方面的問題，可能是憂鬱或失智症的早期徵兆，或是因病情相關的併發症或藥物副作用所引起的。
- 社交活動退縮｜不再參與過去有興趣的活動，可能是由於憂鬱、失智，但也可能是因身體的傷害或聽力損失的影響。
- 生理疾病｜有些疾病，如帕金森氏症、糖尿病等，與憂鬱症有相關性。
- 藥物的代謝與相互作用｜藥物所引起的生理變化也有可能誘發與憂鬱症類似的症狀。
- 老人憂鬱症診斷｜與其他年齡層相比，憂鬱的長者可能並不是顯現低落的情緒，而是表現出失樂的症狀，如生活失去重心、無法從過去喜愛的事物得到愉快的感覺、缺乏社交動力、迴避人群等。

憂鬱症與失智症狀的關連

《英國醫學期刊（BMJ Open）》發布一份以2002年至2013年南韓國民健康保險國家樣本世代數據庫的資料所進行的分析發現，失智症與憂鬱症之間存在顯著相關（參見2）。

阿茲海默症協會的資料顯示（參見3），憂鬱症在阿茲海默症患者十分常見，特別是在早期和中期。要辨識出阿茲海默症患者的憂鬱症並不容易，因為失智也會導致一些相同的症狀，例如：

- 冷漠
- 對喜歡的活動和嗜好不再感興趣
- 社交退縮
- 孤立
- 注意力無法集中
- 思考障礙

然而阿茲海默症患者的認知障礙，常使他們在表達與憂鬱症有關的感覺，如悲傷、絕望、罪惡感等，出現困難。

阿茲海默症患者的憂鬱症狀，與**未罹患阿茲海默症的憂鬱症患者顯示出的症狀，仍有不同之處，例如：**

- **病情較不嚴重**
- **持續的時間較短，且症狀可能來來去去**
- **阿茲海默症患者較不談論自殺或企圖自殺**

照護者壓力與罹患憂鬱症的風險

要長期照顧人並不容易，照顧上所帶來的體力、情緒的負擔，會隨著照顧時間的拉長而累積。若已覺精疲力竭，但被照顧者的病情卻仍惡化，會讓人更沮喪。如果照顧者未能適時紓緩壓力，就可能損害自己的健康、人際關係和精神狀態，最終導致倦怠。也就是情緒、精神和身體都呈現極度疲憊的狀態。

家庭照顧者聯盟（FCA）指出，失智症的照顧者其罹患憂鬱症的風險是非失智症照顧者的兩倍（參見4）。因為失智症的照顧者不僅在照顧上必須花較長的時間，也面臨更多的就業、個人壓力、心理和生理健康方面的問題，他們經常睡眠不足，更沒有時間做自己喜歡的事，也較少時間能陪伴其他家庭成員、面臨更多的家庭衝突。

此外，**處理與失智有關的行為問題，也是導致憂鬱症的重要因素。**失智症患者的症狀，如四處遊蕩、容易激動焦慮、囤積、讓人尷尬、抗拒或不合作等舉動，對照顧者每天的生活都是很大的挑戰，也讓照顧者無法休息。失智症患者的情況愈嚴重，照顧者就愈容易憂鬱。

另外，在許多家庭中，承擔大部分照顧工作的都是女性。**這些女性本身可能正在經歷生產、經前症候群、更年期、甲狀腺疾病，或者缺乏某些營養素，如鐵、維生素 D 和 Omega-3 脂肪酸等，也可能因此受憂鬱所苦。**

照顧者常見的壓力徵兆與症狀：（參見 5）

- 焦慮、憂鬱、易怒
- 感到疲憊不堪
- 睡眠問題：睡眠過多或不足
- 對小事反應過度
- 出現新的健康問題，或原有的健康問題惡化
- 注意力難集中
- 愈來愈怨憤不平
- 喝酒、抽菸、暴食、濫用酒精或藥物
- 對以前喜歡的活動失去興趣

照顧者倦怠（Caregiver Burnout）常見的徵兆和症狀：（參見6）

- 比過去缺乏精力
- 容易感冒或感染流感
- 時常感到筋疲力竭，睡覺或休息後情況並未改善
- 忽視自己的需要，不是因為太忙，就是已經不在意了
- 生活中只有照顧工作，但無法讓你感到滿足
- 即使有人幫助也難以放鬆
- 對被照顧的人愈來愈不耐煩
- 感到無助和絕望

參考資料

1. https://www.giaging.org/issues/mental-health-and-aging
2. Association between dementia and depression: a retrospective study using the Korean National Health Insurance Service-National Sample Cohort database http://dx.doi.org/10.1136/bmjopen-2019-034924
3. https://www.alz.org/help-support/caregiving/stages-behaviors/depression
4. https://www.caregiver.org/resource/depression-and-caregiving/
5. https://www.mayoclinic.org/healthy-lifestyle/stress-management/in-depth/caregiver-stress/art-20044784
6. https://www.caregiver.org/resource/depression-and-caregiving/

2－3

降失智抗憂鬱，治療有方法

撰文／黃嘉慈

除了藥物治療，其他的治療方式、團體活動和情緒支持，對於患者和照顧者同樣重要！

憂鬱和失智是損害長者身心健康和生活品質的兩大殺手，這兩個疾病因為有一些類似的症狀，例如注意力不集中、健忘、執行功能下降等而容易讓人產生混淆。因此，尋求專業的協助、獲得正確的診斷與治療是改善或延緩病情惡化極重要的步驟。目前除了藥物治療之外，還有許多非藥物治療方式，如心理治療和補充療法等可以提供患者更全面的支持。此外，研究也發現，運動、接觸大自然、玩桌遊、甚或使用視訊媒體保持社交連繫等都有助促進長者的心理健康或認知功能。當然，親友的支持與關心更是協助老人降失智與抗憂鬱不可少的關鍵！

老人憂鬱症的治療

憂鬱症的治療包括藥物、心理治療或諮商、電痙攣治療，或重複經顱磁刺激（Repetitive Transcranial Magnetic Stimulation, rTMS）。醫生會根據患者憂鬱的類型和嚴重程度，以及過去的治療方法和整體健康狀況等因素來提供治療選擇。這些治療方式也會搭配使用。

1. 藥物治療（參見 1）

憂鬱症藥物治療以抗憂鬱藥物為主，短期的安眠藥和抗焦慮劑為輔。抗鬱劑彼此間的療效無明顯差異，選擇主要考量各個藥物不同的副作用類型以及是否與其它正在使用的藥物有交互作用。傳統的三環抗憂鬱藥和單胺氧化脢抑制劑因為副作用多，所以不建議罹患憂鬱症的長者使用。

增強大腦血清素功能的血清素再回收抑制劑經常是第一線抗憂鬱藥物選擇，其它種類的抗憂鬱藥物能增強大腦正腎上腺素或多巴胺的神經傳導、或是作用在特定的血清素或褪黑激素接受器上，以不同的機制來治療憂鬱症。

憂鬱症藥物很少需要吃一輩子，但症狀改善不代表可以停藥。通常須連續服藥 2 至 3 周，慢則 4 至 6 周，才有初步療效。

若病人症狀完全改善，醫師會慢慢減輕劑量，完整的服藥療程約需 6 個月。太早停藥容易症狀復發，醫師反而會建議長期服藥。對藥物有任何疑問，都建議回診與醫師討論，切勿自行停藥！

2. 心理治療

親友的支持、自助和支持團體，以及心理治療，對憂鬱的長者很有幫助。而心理治療對於曾經經歷過重大生活壓力事件，如：失去所愛的人、搬家和健康問題等，或不願服藥的輕度至中度憂鬱症患者，特別有幫助。此外，對於有藥物限制的患者也是很好的選擇。

諮商或心理治療可以幫助一個人覺察和改變不安的情緒、想法和行為。認知行為療法（CBT ）和人際關係療法（IPT）是常被推薦的治療方式。此外，表達性藝術治療也有助於處理情緒、社會和文化適應上的困難。

認知行為療法（CBT）(參見 2)

認知行為療法是一種談話療法，透過改變思維和行為方式來解決問題。它最常用於治療焦慮和憂鬱，但也可以用在治療其他心理和身體健康的問題。認知行為治療的核心原則包括：

- 心理問題的產生可能來自錯誤或無益的思維方式
- 心理問題的產生可能來自過去習得的無益行為模式
- **有心理困擾者可透過學習更好的應對方法來緩解症狀並讓生活更有效率**

認知行為治療法的理論認為人的想法、感受、身體的感覺和行為是相互關聯的，負面的想法和感覺會讓人陷入惡性循環。因此，**治療的目的在於協助當事人將龐大、讓人苦惱的問題分解成較小的步驟，並鼓勵當事人以正面、積極的態度來逐步解決問題**。當事人可以看到如何透過改變負面的模式來改善自己的感受。另外，與其他一些談話治療方法不同，認知行為療法處理的是當前的問題，而非關注過去的議題，讓個案尋求切實可行的方法來改善每天的心理狀態。

人際關係療法（IPT）

人際關係療法理論認為，有心理方面的困擾來自於當事人日常生活中的人際關係問題。其治療關切重點包含四個部分：

- 關係中的衝突是緊張和痛苦的根源
- 生活的變化，例如失業或孩子出生，會影響人們對自己和他人的感受
- 悲傷和失落
- 開始或維持關係的困難

當人們能夠透過有效策略來處理人際關係問題時，他們的症狀即能得到改善。

3. 電痙攣治療和重複經顱磁刺激

電痙攣治療是以微小電流誘發腦部痙攣，藉以改善精神症狀。重複經顱磁刺激（rTMS）則是透過磁場在腦部誘發出微電流刺激，使得與情緒相關的大腦區域血流量增加，及調控情緒迴路活性，進而產生治療效果。通常只有在其他治療方式無法獲得改善時才會考慮這種療法。

老年失智症的治療

目前為止並沒有治癒失智症的方式，然而藥物和其他的治療方式仍有助於改善或減緩失智症症狀。

1. 藥物治療

目前只有阿茲海默症類型的失智症有可信度較高的臨床研究證據，支持藥物延緩病情惡化的有效性。對於其他類型的失智症，目前只能就發生的症狀，使用相對應的抗焦慮劑、抗精神病藥物、帕金森氏症藥物做症狀控制。

用於治療阿茲海默症的藥物主要有以下兩種：（參見 3）

乙醯膽鹼酶抑制劑：

乙醯膽鹼酶抑制劑主要是藉由增加腦內傳導物質乙醯膽鹼的濃度來改善阿茲海默症病人之症狀。

Memantine 麩氨酸 NMDA 受體之拮抗劑：

麩氨酸 NMDA 受體之拮抗劑是經由對 N-Methyl-D-Aspartate 受體之拮抗作用，減少麩氨酸（glutamate）造成之神經毒性而降低腦細胞的受損或死亡。

長者本身如果有其他疾病，例如心臟問題，會影響失智症的症狀，特別是血管型失智症。因此同時治療這些疾病是非常重要的，這些疾病包括：中風、心臟問題、糖尿病、高血壓、高膽固醇、慢性腎臟病、憂鬱症等。（參見 4）

另外，在失智症的後期階段，相當多的人會出現所謂的「失智症合併行為與精神症狀」，這些症狀可能包括：愈來愈躁動不安、焦慮、四處遊蕩、具攻擊性、妄想、幻覺等。當失智長者出現上述症狀時，建議諮詢精神科醫師，必要時透過藥物治療。

2. 其他非藥物治療

治療失智症狀的藥物很重要，但這僅是照顧失智症患者的一部分。其他治療、團體活動和支持，對於患者和照顧者同樣重要，這些方式包括：

認知刺激治療（CST）

認知刺激治療（CST）包括參加改善記憶、問題解決技巧和語言能力的團體活動和練習。已有研究顯示，認知刺激治療有助於輕度至中度失智症患者改善症狀。

認知復健

這個技巧包括與訓練有素的專業人員（例如職業治療師）以及親戚、朋友共同合作來實現個人目標，例如，學習使用手機或其他日常任務。認知復健的工作原理是讓人運用大腦中仍有功能的部分來幫助失去功能的部分，這有助於因應失智症早期階段的病情。

懷舊和生活故事

懷舊包括了談論過去的事物，常用的道具包括：照片、喜歡的物品或音樂。生活故事包括整理從小到大的照片、筆記和

紀念品，可以是實體或數位版本。這些方法也可以同時進行，它們可以改善情緒和增加幸福感，也可以讓周遭的人將焦點放在患者的技能和成就，而不只是失智症。

補充療法

補充療法是指各種傳統醫學之外的治療方法。這些方法用於治療或預防疾病，以及改善健康狀況和生活品質。對失智症患者有幫助的一些補充療法包括：

- 香薰療法：如使用檸檬香油和薰衣草
- 按摩療法
- 亮光療法（坐在燈箱前面）
- 音樂療法

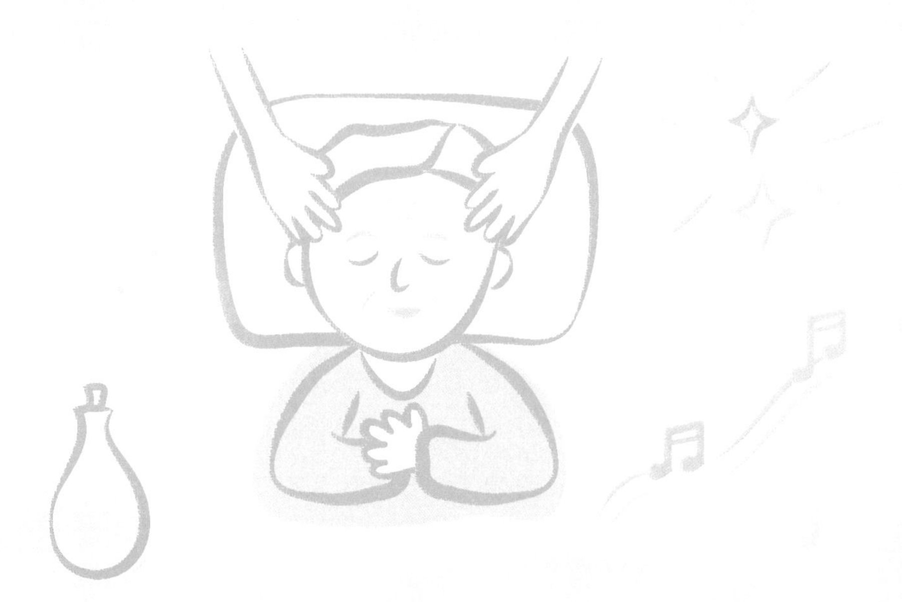

「失智症合併行為與精神症狀」非藥物治療因應策略——給照顧者的建議

- 提供病患熟悉穩定的環境
- 維持規律的生活作息
- 訓練認知功能、強化尚未退化的功能
- 改善患者的聽力與視力，找出可處理的促發因素，是否有未滿足的需求（如：疼痛、飢餓、便秘、尿布濕了等）
- 避免負面的態度和語氣
- 使用簡短易懂的語言與病人溝通，一次只講一件事
- 避免對患者有過度期待
- 避免過度刺激（噪音、訪客、爭辯）
- 善用患者健忘的特性，以活動或是小點心將患者由不良的情緒或情境中轉移
- 懷舊治療、藝術治療、音樂治療、芳香治療、寵物治療等

參考資料

1. 董氏基金會心理衛生中心 http://www.happyaging.tw/contactus.php?id=40
2. https://www.nhs.uk/mental-health/talking-therapies-medicine-treatments/talking-therapies-and-counselling/cognitive-behavioural-therapy-cbt/overview/
3. 失智治療及研究中心 https://wd.vghtpe.gov.tw/dtrc/Fpage.action?muid=10561&fid=10194
4. What are the treatments for dementia? - NHS (www.nhs.uk)

2－4

更貼近需求的照護

撰文／黃嘉慈

陪伴憂鬱和失智的長者，最重要的是提供情感支持、協助他們維持生活能力，與他人建立連結。

當家中長者得到憂鬱症或失智症時，我們可以做的是：提供情感支持，以耐心和同理來傾聽他們的心聲；**不要批評他們的感受，而是了解他們的需求；我們不需要嘗試「治癒」他們，**但要鼓勵及陪伴他們就醫以及治療；協助他們與他人建立連結。

陪伴憂鬱長者的九個提醒

憂鬱會干擾一個人的求助能力，消耗個人精力和損害自尊。而對於成長在精神疾病被高度污名化時代的長者來說，要承認自己的憂鬱並進而求助並不容易。若加上有些長者並不相信他們的憂鬱已是一種疾病，抑或是害怕自己成為家人的負擔等，都成為他們對外求助的障礙。

以下是陪伴與照顧憂鬱長者的提醒：

1. 準備健康的飲食｜不良的飲食會使憂鬱症惡化，因此要讓憂鬱長者的飲食正確，每餐都吃大量的水果、蔬菜、全穀物，和一些健康的蛋白質。

2. 解決睡眠問題｜許多長者有睡眠問題，這會使憂鬱症惡化。為了防止嚴重的憂鬱發作，請確保長者維持規律的睡眠，避免白天睡太多。

3. 提供居家照顧｜對於獨自生活的憂鬱長者，可以考慮聘請專人或是親友輪流每日探望一次，並幫助他們處理購物和洗澡等日常生活所需。

4. 鼓勵他們就醫接受治療，並按時服藥｜若是發現老年人有憂鬱傾向，請鼓勵他們就醫，接受專業評估和治療。若還合併食慾下降、行為改變，可能是憂鬱症惡化的現象，也請盡速諮詢專業人員。若是長者已在服用抗憂鬱劑，請確認他們是否需要幫助管理藥物，提醒他們遵守醫囑，定期服藥，還要注意是否有濫用藥物或自行減藥的現象。

5. 提供人生目標｜長者若已失去生活目標，又患上憂鬱症，與憂鬱症奮鬥會變得更加困難。因此，可以協助長者建立新生活目標，比如：鼓勵長者培養嗜好或擔任社區志工、委託長者負擔能力可及的家務，如：遛狗、照顧植物等，也能建立長者和他人的連結感。

6. 安排規律的社交活動｜不要讓憂鬱的長者獨自憂鬱，盡可能邀請他們外出，鼓勵他們探望朋友和家人，一起看電影，從事藝術活動，參加團體出遊、社區活動等。

7. 鼓勵運動｜步行、爬樓梯等溫和的體能活動及一些身心結合的活動，如瑜伽或太極拳等課程，有助於長者保持對自己身體、心理和情緒的覺察。

8. 讓他們知道他們是被愛、被關心的｜面對喪偶的長者可以多提供傾聽與陪伴，讓他們知道自己有人關心，並不孤單。

9. 注意自殺的徵兆｜如果懷疑老年人有自殺的念頭，請立即尋求專業協助。

陪伴失智長者的五個提醒

失智症會隨著病程出現不同的症狀，例如：認知狀態退化、行為狀態退化和精神狀態退化等，這使得他們出現記憶力變差和方向感混亂、生活功能減退、憂鬱、幻覺和攻擊行為等問題。這些問題可能造成陪伴和照顧上的困難，也增添了照顧者和失智長者間的衝突與壓力。

由於失智症會影響一個人的溝通方式，照顧者必須改變交談和傾聽的方式，盡量以長者的立場來看待事物，注意自己情緒上的控制，避免與其爭論或責罵、催促。依據失智長者的認知和語言能力選擇適當的表達詞句，並配合非語言溝通技巧（如視線、身體接觸、點頭等）來協助溝通。

以下是陪伴與照顧失智長者的提醒：

1. 維持生活的能力｜在失智症的早期階段，許多患者仍然能夠像確診前一樣享受生活。然而，隨著症狀惡化，患者可能會因為無法記住事情、無法跟上對話，或注意力無法集中而感到焦慮、緊張和害怕。**協助患者維持生活能力和保持社交生活是很重要的，能增強他們的自信心。**可以請他們協助幫忙購物、準備餐桌、整理花園、遛狗等。

另外，運用可以幫助長者記憶的輔助物，幫助長者記住東西的位置，例如，可以在櫥櫃、抽屜和門上貼上標籤、標誌或內容物的照片。

2. 飲食與喝水｜健康且均衡的飲食，是維持身體健康的重要因素。但失智長者可能因為沒有口渴的意識，而沒有補充水分，使得他們容易出現泌尿道感染、便秘、頭痛等問題，並因而導致更多的混亂，使失智的症狀更加惡化。而常見與食物相關的問題包括：不認識食物、忘記他們喜歡什麼食物和飲料、拒絕或吐出食物、要求奇怪的食物組合等。這些行為可能的原因包括：意識模糊、牙齦酸痛，或假牙不合適引起的口腔疼痛或吞嚥困難。

請提醒自己，患者並不是故意刁難。可以的話，讓患者參與準備食物的過程。也可以試試以下的技巧，讓進餐時間更輕鬆：

- 有充足的時間吃飯
- 以較小的份量提供他們喜歡的食物
- 嘗試變化食物的口味，如味道更濃或更甜的食物
- 若患者使用餐具有困難，請提供可用手直接抓取的食物
- 在開水中加入一些蜂蜜、微量果汁等，增加味道；少量多次；利用湯或水果補充水分。一位英國男子 Lewis Hornby 發明「彩色果凍水」，透過視覺吸引力來增加失智老人家喝水的意願

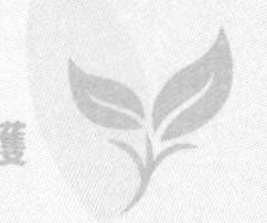

也要定期安排患者進行牙科檢查，治療任何引起口腔不適或疼痛會影響長者飲食的原因。

3. 協助失禁和如廁｜長者失智，經常會遇到如廁的問題，像尿失禁、腸失禁，都很難處理，也讓患者和照顧者同感沮喪。其可能的原因包括：泌尿道感染、便秘（會增加膀胱壓力）、藥物、失智症患者忘記了他們需要上廁所，或忘了廁所在哪裡。請盡量保持幽默感，並記住這並非他們的錯。照顧者可嘗試這麼做：

- 在廁所門上貼上清楚的標誌，圖片和文字都可以
- 晚上時，把廁所門打開並開著燈，或考慮裝上感應燈
- 調整浴室內鏡子的位置，因為失智長者可能將鏡中的自己誤認為另一個人，而認為廁所已被人佔用而離開
- 明白患者可能需要如廁的跡象，如顯得坐立不安
- **每天盡量讓患者保持活動，例如散步有助於規律排便。也盡量讓如廁成為日常生活的一部分。**也可以提供防水床墊或失禁墊褥等。

4. 協助清洗和洗澡｜失智長者也可能為了個人清潔衛生方面的問題感到焦慮，比如：擔心浴缸的水太深、害怕淋浴噴頭發出嘈雜的水聲、害怕跌倒、要在他人面前裸體，即使是他們的伴侶，也覺得很尷尬等。**照顧時請保持敏感度並尊重長者個人的尊嚴。**

- 向患者保證他是受到保護的，不會讓他受到傷害。再詢問患者需要什麼樣的協助
- 可考慮使用浴缸座椅，或使用手持淋浴噴頭
- 選擇使用患者喜歡的洗髮精、沐浴乳或香皂
- 若患者不想單獨一個人在浴室洗澡或清洗，請在旁陪著他

5. 睡眠問題｜失智會破壞患者的「生物時鐘」並影響睡眠模式，患者可能在夜間反覆起床，以為是白天而開始換衣服，也搞不清楚方向。不過，睡眠障礙是失智症的一個階段，會隨著時間穩定下來。

- 在床邊放一個時鐘，可以顯示是白天還是晚上。
- 確保患者在白天有充足的日光和運動
- 晚上不讓患者攝取含咖啡因和酒精的飲料
- 確保患者的臥室舒適且有夜燈或遮光百葉窗
- 限制患者白天的小憩時間

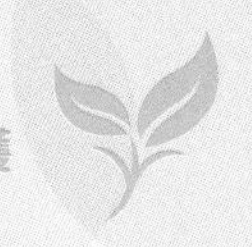

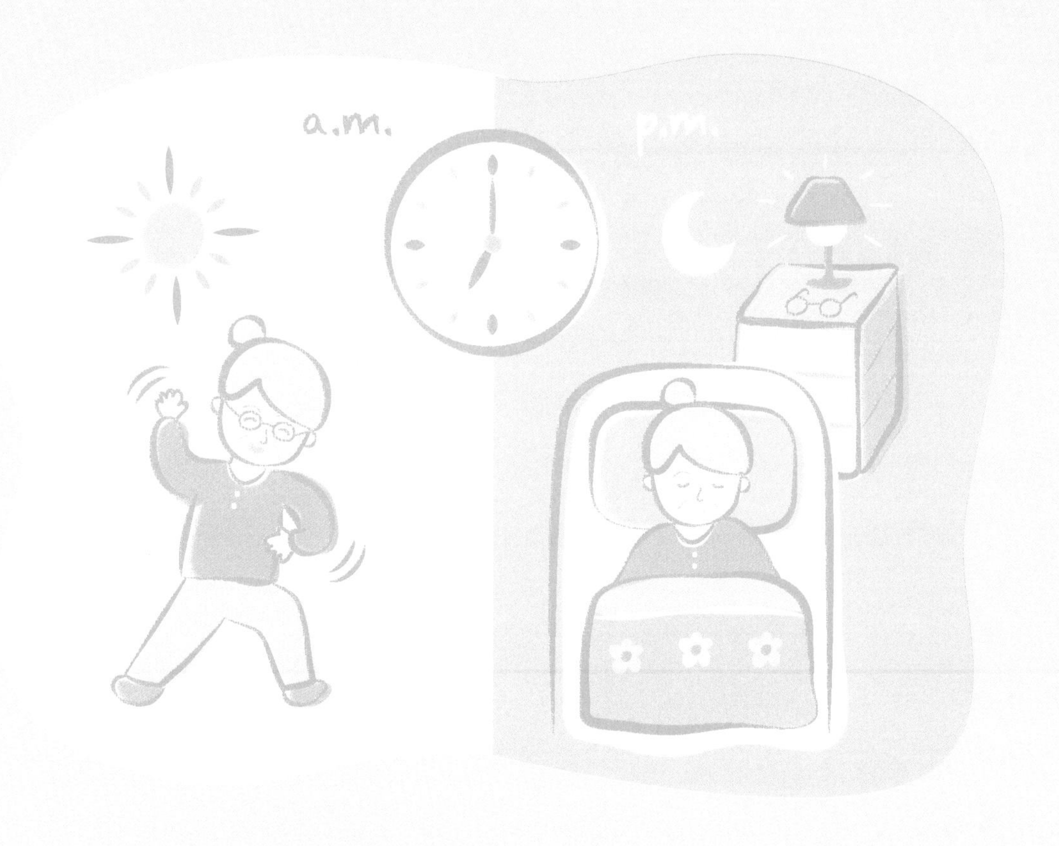

照顧憂鬱者或失智者是壓力很大的工作。照顧者要有認知，自己的需求和患者的需求同樣重要。因此，有必要時一定要尋求親友幫助，即使只是 1、2 小時給自己的時間都很珍貴。此外，也可以尋求慈善機構和志願組織提供寶貴的支持和建議。與其他照顧者分享自身經驗，除了彼此之間可以互相了解、交換心得外，也能獲得很大的支持。

參考資料

1. Depression and Caregiving - Family Caregiver Alliance
2. https://dailycaring.com/10-ways-to-help-seniors-deal-with-isolation-and-depression/
3. Depression in Older Adults - HelpGuide.org
4. https://www.nhs.uk/conditions/dementia/carers/

3

不讓自己陷入負面情緒的漩渦

3 － 1

5 個方法好好安頓身心

諮詢／張玉玲（國立臺灣大學心理學系副教授）
撰文／鄭碧君

照顧別人之前必先好好安頓自己，是長期照護的核心主軸。了解疾病本質、自我對話、社會資源、建立喘息時間與紓壓習慣讓自己擺脫照顧者倦怠。

憂鬱症或失智症患者的家庭照顧者，對患者能否擁有良好的生活品質有很重要的影響。然而，由於照護的需求經常負擔過重，且同時背負著「必須妥善照顧」的期望，常使他們成為所謂的「隱形第二患者」。

認識照顧者倦怠 3 階段，覺察當下的身心變化

投入失智症研究多年的國立臺灣大學心理學系副教授張玉玲說明，相對於癌症或其他重大疾病，失智症的病程更為漫長，通常平均約為 8 ～ 12 年，甚至更久。很多家庭照顧者不知道

該如何讓自己從壓力當中跳脫出來。研究發現，有高度照顧壓力的人，身體出現狀況的比例很高，可能會增加中風、高血壓、心臟病或關節方面疾病的發生率，或者出現傷口癒合速度較慢的情形；相較於沒有照顧壓力或壓力較低者而言，處在高壓力照護生活之下的人，死亡率會增加 63%。

照顧者的壓力若長期未獲得紓解，隨著照顧時間的延續，與被照顧者病情的轉變，便會對其健康、人際關係和心理造成影響，最終導致倦怠。這種「照顧者倦怠」有下列三個階段。

第一階段：挫折期

在成為主要照顧者的初期，如果自身或其他家人未能給予生理、心理上的支持時，常會產生挫折、沮喪、失望等情緒。又因為照護經驗或相關知識的缺乏，初期常會有下列的身心反應：

1. 容易發脾氣，感到煩躁
2. 經常擔心
3. 和被照顧者發生爭執，感覺自己的照顧和付出看不到成效
4. 有些原本沒有高血壓問題的人，會有血壓上升的情形
5. 難以入睡，睡眠品質不佳
6. 時常有身體這邊痛、那邊痛的情形

隨著照顧患者的時間拉長，或預期被照顧者只會每況愈下，但自己卻無法脫身時，若未正視自己身體、精神和情感上的健康狀況，此時通常就會前進到第二個階段。

第二階段：倦怠期

照顧者在這個階段同樣會有挫折、掙扎、矛盾等情緒，**身心反應和前一個階段極為類似，差別在於其生理或心理上已自覺面臨到困境，格外覺得疲憊，臨床上也看到許多趨近於憂鬱症前期的症狀**。可能出現的情況包括：

1. 感到筋疲力竭，不知道自己還能做些什麼。很多照顧者常因患者毫無好轉跡象，描述自己找不到照顧的意義和目的。
2. 常出現孤單感，特別是當照顧時間過長，且過程中又未曾尋求幫助，又缺少來自家人或其他外界的支援，導致照顧者連短暫休息的機會都沒有時，最容易發生。
3. 做什麼事都提不起勁，勉強自己用責任與義務硬撐。
4. 會忽略某些本來可以或應完成的照護事項，例如忘了提醒長輩在一個時間點吃藥。
5. 覺得心神耗盡已無法再做其他的事，對與自身相關的事務也變得退縮、逃避，或假裝沒看到，像是自己本該到醫院回診卻不去，面對朋友邀約也不想參與等。
6. 產生憤世嫉俗的情緒，諸如「為什麼是我、不是其他兄弟姊妹」等消極與不滿。

7. 成為照顧者以前，如果已經無法以適宜的方式因應壓力的話，有些照顧者可能會循著過去習以為常的固有模式來釋放壓力，例如，抽菸抽得很兇，或喝酒喝得更厲害，因而導致自己的健康受損。

第三階段：同情疲勞／絕望階段

當各種情緒、壓力持續累加，照顧者接下來將會出現許多典型的憂鬱症狀，甚而可能演變成臨床上所謂的「重鬱症」。此時，之所以**能繼續照護患者的動力，經常是來自社會給予的框架與道德包袱，但自己對被照顧的人已經越來越沒有同情心，也無法用同理的角度來對待，而有耐心下降的狀況。**須注意以下警訊：

1. 感到毫無希望，認為很多事情不可能再變好了
2. 極度懷疑自身能力，感覺沒辦法再繼續下去
3. 覺自己被榨乾了
4. 過去只是偶爾覺得身體疼痛、不舒服，現在則轉變成慢性、持續的疼痛
5. 會突然地暴怒，但事後又感到後悔
6. 面對患者，雖然感覺上自己需要出手幫忙，但同時又不覺得自己一定要做什麼。彷彿一切都不再要緊了，顯露出冷漠麻木的一面。只不過心理上又並非真的不在乎
7. 有結束生命的念頭，若缺乏強力介入，就常發生自殺等悲劇

何時該尋求專業介入？4個問題幫助自我判斷

辨識、覺知自我的情緒變化並採取必要措施，有助於預防照顧倦怠。

張玉玲副教授說，臨床上判斷個案是否需要接受專業幫助，通常會有評估量表與幾個判斷準則，建議照顧者不妨自問以下問題：

1. **照顧工作是否已經超過負荷？**
2. **會因照顧壓力過大而感到難過想哭？**
3. **壓力如何？可藉由打分數自我評估，1分代表完全無壓力，10分代表有極端的壓力**
4. **健康狀況如何？同樣透過分數描述來自我健康狀態，但且須與去年此時的自己相比，評分從1（很健康）～10（非常不健康）**

以上4個問題，只要有一個回答「是」或分數超過6分，即使照顧者不覺得自己需要協助，但以臨床來看都應有專業的介入關懷。

家庭照顧者在長期照護的壓力下，難免會有沮喪、寂寞、煩躁，或自己很沒用等感覺，也有人會提到睡眠狀況欠佳；或覺得自己一刻都不能離開被照顧者，無法在照顧和工作上取得平衡等。如果自我審視上述身心反應只是暫時性、有好轉可能，並且能找到方法排解壓力、讓自己變好，則未必要立刻求助專業，建議亦可參加病友家屬互助團體。

提醒照顧者，壓力調適是每一個人必修的人生功課，在這過程中能讓我們不斷精進。任何時間點只要發現自己狀況不好，或是旁人已經注意到異樣，都應尋求各種協助。

防止產生「照顧者倦怠」，自我照顧 5 建議

張玉玲副教授呼籲，**照顧別人之前必先好好安頓自己**，儘管說來容易做來難，但卻**是長期照護的核心主軸**。如何減輕負擔、避免倦怠？以下將從自我對話、社會資源、創造喘息時間，與建立紓壓習慣等各層面提供照顧者建議。

1. 提升對疾病的認識｜首先需**充分了解被照顧者的疾病本質為何，而非只憑印象**。臨床觀察到許多家屬經常表示：「為什麼怎麼講都聽不懂」、「剛剛才講過現在又忘了」、「明明人就在家裡怎麼還說要回家」等完全無法理解失智者的情況，以至於陷入糾結、生氣、無助等負面情緒。因此照顧者應從醫學上具體認識照護對象的病程和症狀，比方說：長輩目前的病情發展到哪個階段？預期可能會出現哪些行為或病徵等？將有助適度減輕困擾與精神壓力。

2. 跟自我對話｜**透過積極與自我正面對話的過程，讓自己感覺良好，達到激勵和管理情緒的目的**，像是告訴自己：「沒有人天生就知道要怎麼照顧別人，但我能夠藉由學習做到」、「照顧家人的過程猶如參加馬拉松比賽，如果一下子衝得太快就會過度疲累，最後可能無法跑完全程，所以調整速度很重要，我可以一點一點做起」等。臨床上看到不少個案在與自我正面對話過後，往往便能找到照顧、陪伴的意義所在，而非僅僅在於「因為他是我爸爸、媽媽或○○」，同時也能在照顧歷程中，更深入的了解被照顧者、了解自己和被照顧者之間的關係，甚至得以修復過往的心理傷口，或放下先前固著的想法，讓照護這段路走得更長久。

3. 分工照護｜**使主要照顧者能有抽離、轉換角色，及休息、調整自我的機會**。如果不想透由外界協助，可優先和家人討論，即便是一星期有人能分擔煮個幾餐，都會是很好的喘息片刻。至於外部資源，目前有各種居家式或機構式的喘息服務，可依照自身生活作息、習慣來安排，防止產生照顧倦怠，其實不用排斥。

4. 心態調整｜很多患者的家庭照顧者都會訴說自己根本無法離開照護對象，必須時時照看著，「否則不曉得什麼時候會發生危險」、「哪有時間能放鬆」等困難。其實這樣的**壓力大多來自陪伴者對自己的要求。**臨床上會運用認知行為治療方法，幫助重整不合理的想像或信念。比較正確的理解應當是：就某些疾病的照護而言，例如面對不良於行的家人，確實會有相當辛苦的狀況；但以照顧憂鬱和失智長輩來說，相對比較不需要全天候無時無刻的看護。

5. 為自己保留空間與時間｜無論是透過分工，或鼓勵患者參與各式學堂或課程都好，**照護者都應盡可能擠出一小段時間，休息或從事自己喜愛的活動。**假使真的無法離開患者半步好出外透透氣，那麼，就自己早起 15 分鐘，做點讓自己放鬆、開心的事；或者在家裡為自己選定一個專屬的角落，即使只是坐著放空，聽一兩首喜愛的歌曲，在筆記本上書寫塗鴉，運動或禱告等都很好。

此外，臨床治療工作中經常使用的肌肉放鬆技巧練習、冥想、腹式呼吸等方法，對身心紓壓也有幫助。

3－2

避開照顧地雷，減少衝突

諮詢／蔡佳芬（台北榮民總醫院老年精神科主任）
撰文／黃苡安

要成為照顧者，須先了解憂鬱症及失智的症狀、以及照顧時有哪些地雷要避開，以免未來衝突不斷，更避免讓自己成為下一個被照顧者。

「當氧氣罩落下，先幫自己戴上，再為身旁的小孩戴。」

如同這段機艙廣播，在照顧憂鬱及失智長者前，請先安頓好自己的身心，才有餘力照顧他們。台北榮總老年精神科主任蔡佳芬的診間，經常同時看兩名患者，一位是失智長者，一位是照顧失智者照顧到很憂鬱。她表示，「失智症照顧者有很高比率是憂鬱族群，且東西方國家皆然，這樣的結果令人心痛。」

因此在成為照顧者之前，最好先了解憂鬱症及失智症有哪些症狀？照顧時應避開哪些地雷？將有助於減少衝突，避免自己成為下一個被照顧者。

先要了解疾病症狀，期待值要合理

失智症目前沒有藥物可治癒，不管再怎麼努力，只會愈來愈退化，照顧者期待越高，一定越挫折，而且容易與失智者發生衝突。例如有些家屬省吃儉用，花很多錢讓長者去做復健，長者卻不想動，家屬於是情緒爆炸，明明很愛他，卻破壞了彼此的關係。

而憂鬱症是情緒走不出來，「你要加油！」、「想開一點！」這些鼓勵的字眼，在患者聽來，意思是「你都嫌我不好」。雖然動機是好意，但方法不對，要練習不要踩到這些小地雷。建議照顧者用邀請、開放式的對話，「我們一起去吃點東西。」、「要不要去走一走？」傳達願意幫忙、陪伴、我們等你、不急的訊息。

陪伴憂鬱長輩，應表達同理、知道他現在很不舒服，避免用過度正向思考或含有評判的態度，他會覺得不被了解。

引導憂鬱長者表達感受，協助失智長者溝通想法

失智者往往不是他不想說，而是說不清楚。我們若要幫他，只能猜他想要做什麼，而這必須建立在你對他的充分了解上，當他說不出來時，你才可能幫上他。例如：李奶奶每天傍晚都會站在家門口，說什麼也不肯進屋裡，原來李奶奶 30 年前是訓導主任，放學要在校門口看小朋友排路隊回家。於是孫女會對她說：「奶奶，今天是星期六，沒有上學，小朋友都放假喔！」她才願意進屋。我們對失智長者的背景越清楚，就越能協助患者表達，就越有辦法跟她溝通。

至於對憂鬱症長者的溝通，你可以回想一下，在你傷心難過時，有人安慰你：「說出來給我聽聽看嘛！說不定你講了，我就知道怎麼幫你。」當下你真能完整表達心中的難受嗎？可以嘗試用舉例或引用自己的經驗，示範將自己的不舒服說出來，例如：「我有段時間也經常失眠，很煩很痛苦，睡不著就胡思亂想，我會喝一點熱牛奶，聽一些輕音樂助眠，有時有用，你可以試試看。」**可以用說故事的方式，一方面鼓勵憂鬱者說出需求或感受，另一方面分享自己處理困境的經驗。**

回應憂鬱、失智長者的問題，各有技巧

失智者的問題經常會把家屬難倒，例如：「我的錢不見了！」家屬的反應通常是：「沒有不見！」、「你自己收起來了！」宜採**取不反駁不責備，並嘗試轉移注意力、問 A 答 B、岔開話題的方式來回答。**

但如果是「星期幾要看醫生？」這類的問題，開始時你要回答得比較簡單，而當他一再問起時，你可以回他「月曆貼在冰箱上，要去看一下喔！」讓他多做一件事，也轉移注意力。

憂鬱者的問題也常把我們難倒，例如當他說「我好想死！」時，我們當下腦海裡想的是，「糟糕！我該怎麼回答？」

這時可用同理的方式回應，「聽你這麼說，我想你心裡一定很難過」，回答他的感受，而不是想死這件事。他對你說這句話是在求救，你要做的是傾聽，表達你聽到了，「我有點擔心你，有沒有什麼我可以幫忙的？」**重點在於有傾聽回應，不讓他覺得「沒人要理我」。**

或是當他說，「我吃不太下，謝謝你邀請我，但我心情不太好，沒胃口」，你可以回應，「沒關係！我們只是想聚聚，想吃就吃，吃多吃少不要緊。」有些人會很緊張的說，「你這樣不行啊！」、「你已經太瘦了！」這會讓憂鬱者很有壓力。

對失智症者，你的回答不要太用力，你只要給簡單的回應，表示有在聽，即便是「嗯」、「啊」都可以，有出聲就好，因為答案並不重要。**但憂鬱症者相反，憂鬱症者很敏感，你隨便答，他會有感覺。**

不論面對的是失智或憂鬱，共通點是要強調我們的陪伴與關懷

很多照顧者會問醫師，「這句話要怎麼接？」問得很仔細，很怕自己講錯話。其實**心意比辭藻重要，只要發出一個訊息：我有在理你、我很關心你。萬一實在不知怎麼回答，不妨就問A答B，或者回說「我愛你」。**

陪伴失智者，可藉由轉移注意力來轉換他們的心情，方法要有創意，不合邏輯也沒關係。例如，當他問「明天要不要去看醫生？」可以回應「剛才買的香蕉很好吃」，完全從外太空切入，大部分失智者的注意力就會被岔開，還能接下這個話題呢。另外，送到日照中心上課，換手讓專業照服員來陪伴，也能與其他長者互動交流，刺激失智者感官、認知，也是滿推薦的方式。

陪伴憂鬱者，建議做些容易消磨時間的事，簡單就很好，因為太過有目的的活動，有時對憂鬱者會有壓力。例如，

若要看電影，可別選燒腦片，商業喜劇片會是比較好的選擇。重點不在於陪伴時要做些什麼活動，而是陪伴的時間及心意，只要減少負面情緒的時間，日復一日，就是往康復的路前進。

對憂鬱、失智長者給予保證和希望，增加他們的信心

憂鬱和失智者有些負向想法：無助無望、無價值。跟他們對話時，可以給予一些支持和肯定來增加他們的信心：

無助無望

當他說「都沒人要幫我」、「沒人幫得了我」時，可以回應他「我能幫忙的一定會幫」、「我在這裡」，給他語言上的保證，「不管以後怎樣，我們都會一直陪你」。

無價值

「我現在不能賺錢，還要靠別人照顧，我老了，沒有用。」許多人把自我價值建構在社會成就上，必須有錢、有地位才有存在的意義。照顧時不妨陪他重新尋找人生價值，例如去當志工，找回被需要的感覺。或是對他說，「你是我的爸爸，是我唯一的爸爸，獨一無二，沒人能取代你的」。

激發憂鬱、失智長者外出活動的動機，有訣竅

許多照顧者都有一個共通經驗，想帶長者外出活動，但他們說什麼也不願意，雙方好像在拔河，搞得最後兩邊都生氣，究竟該如何帶他們跨出第一步？

- **從他的興趣或專長下手**｜例如他以前是農夫，現在帶他去當假日農夫，對於各品種稻米、蔬菜，他可以說得頭頭是道，會很有成就感。
- **請叫得動他的親友出面**｜例如心愛的孫子或好友，他比較肯在他們的邀請下出門。親友如果有熱衷的社團活動，例如歌唱班，可以順勢說「你陪我去」、「我們剛好有一個比賽／趣味活動，要兩人一組，要找自己的長輩／麻吉一起」，邀請他加入。
- **如果他相信權威，就搬醫師出場**｜老一輩的人比較相信權威，醫生講的會加減聽。蔡佳芬主任就常因家屬請託而對患者說：「如果你做這些運動，說不定下次比較改善，藥就可以少吃一點。」、「如果你再不運動，腳會沒力氣，就要坐輪椅。」還有些人用鼓勵沒用，只好威嚇說：「你這樣要去住安養院喔！」他就會立刻配合，不過還是建議要以鼓勵的方式為主，迫不得已才用激將法。

要知道，憂鬱及失智長輩不是故意要跟你作對，是疾病對他們的影響，他們也在跟自己拔河。

4

我不知道怎麼「伴」

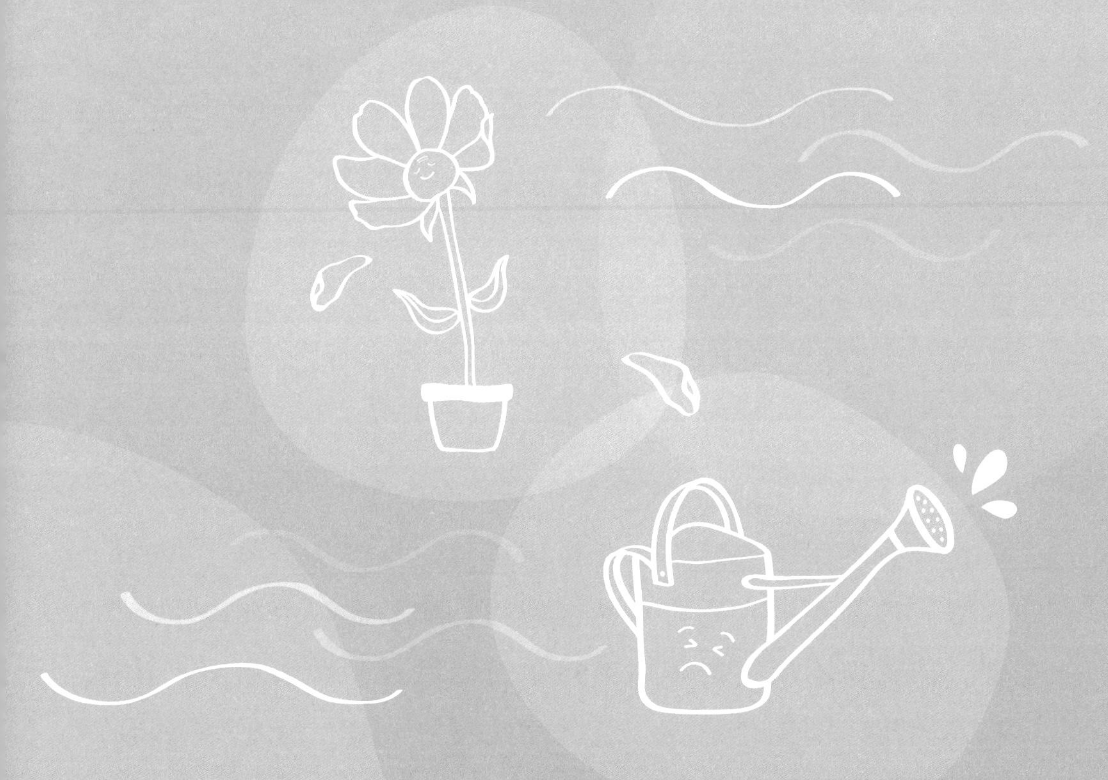

4－1

老年憂鬱還是失智難覺察？

諮詢／黃宗正（台灣大學醫學院附設醫院精神醫學部主任）
陳俊佑（天主教失智老人基金會社工主任）
撰文／李碧姿

要成為照顧者，須先了解憂鬱症及失智的症狀、以及照顧時有哪些地雷要避開，以免未來衝突不斷，更避免讓自己成為下一個被照顧者。

Q：長輩出現與以往不同的個性和行為時，有哪些指標可以辨識是單純的老化現象，或是出現精神心理疾病？

台大醫院精神醫學部主任黃宗正說，憂鬱是一種正常的情緒，當人們遭受重大壓力事件或失落，如喪親，也會出現憂鬱現象。但當負面情緒的症狀或持續時間嚴重到影響功能，就會被視為異常，稱為憂鬱症。至於老化雖可能有一些記憶減退，但失智症則是記性變差到影響日常生活功能。

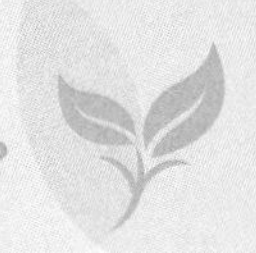

一般對是否為疾病的判斷，全世界臨床很重要的共識是以「功能」來區別。

客觀要件判定標準包括：

1. 功能受損｜如明顯影響工作、人際或日常正常功能，無法維持原有的常態生活。
2. 足夠症狀｜如失智症標準化測驗結果在切分點以下，或憂鬱症有 9 大警訊，須符合 5 項以上。
3. 持續時間｜如症狀持續需達 2 週以上，應盡早尋求專業人員的協助。

根據 DSM-IV（The Diagnostic and Statistical Manual of Mental Disorders IV）診斷標準，憂鬱症常見的症狀主要如下列 9 項，憂鬱症必須包含下列第 1 或 2 項，再加上其它項症狀，總共達 5 項以上：

1. 情緒低落
2. 明顯對事物失去興趣
3. 體重顯著下降或上升
4. 嗜睡或失眠
5. 動作遲緩
6. 容易疲倦或失去活力

7. 無價值感或強烈罪惡感
8. 注意力不集中或猶豫不決
9. 出現自殺想法

如果只是暫時出現這些症狀，不代表是得了憂鬱症。但是要判斷是否得了憂鬱症，需要從多方面評估，最好尋求醫師的專業分析。

從事失智症照顧 20 多年的天主教失智老人基金會社工主任陳俊佑則表示，辨識失智症，可參考國際阿茲海默症協會提出的十大警訊：

1. 記憶衰退到影響日常生活
2. 無法勝任原本熟悉的事務
3. 說話表達出現問題
4. 喪失對時間、地點的概念
5. 判斷力變差、警覺性降低
6. 抽象思考出現困難
7. 東西擺放錯亂
8. 個性（行為與情緒）改變
9. 視覺與空間辨識困難
10. 社交畏縮

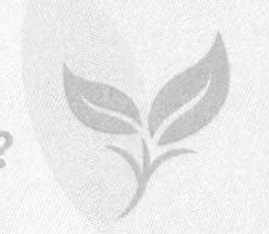

他也引用台北榮民總醫院黃正平主任的失智症順口溜：**「近的記不住，舊的一直講」、「躺著睡不著，坐著打瞌睡」、「到處漫遊走，出門就迷路」、「東西一不見，直覺被偷走」、「問話重複說，行為反覆做」、「情緒欠穩定，憂鬱最早現」、「當面對質問，謾罵攻擊出」**，提供給民眾參考，更易於記憶。提醒民眾若出現這些症狀，需及早就醫。

另外，家人面對長者的老化，分不清到底是健忘，還是失智症，可從下表了解差異。

描述	正常的健忘	失智症的失憶
記憶力喪失	部分	所有的經驗
忘記東西或人的名字	偶而	漸進性
延遲叫出名字	偶而	經常
遵循文字或聲音的指示	通常可以	漸漸不行
使用標誌或備忘辨識環境的能力	通常可以	漸漸不行
可以描述看過電視或書中內容	通常可以	漸漸喪失能力
算數的能力	經常可以	漸漸喪失能力
自我照顧能力	通常可以	漸漸不行

Q：憂鬱／失智長者抗拒求助專業，拒絕持續接受治療，怎麼辦？

黃宗正主任從實務經驗建議，第一步，不跟長者說他是憂鬱或失智，而是**你最近看到什麼現象？有哪些擔心？了解長輩對這現象如何看待？感覺是什麼？**這些重點是**先瞭解對方，不是下命令，**而引發爭執。透過了解和溝通，讓長輩瞭解你的善意，取得信任，也能夠釐清現象症狀的真相。

第二步，**說出心中的擔憂，**譬如：與其說對方可能有憂鬱症，倒不如說最近看您吃不下、睡不著，是不是心裡有些難過？關心對方，而後才提出就醫的建議。避免直接說您好像有憂鬱症，該去看精神科醫師，對方可能會說「我沒有，要看你自己去看」。如果仍然無效，子女可以自己去掛號與醫師討論怎麼辦。也可以先勸長者去看本來信任的醫師，再由該醫師轉介神經、精神專科。

陳俊佑主任也提到，可趁著去拿藥時特別加掛精神科或神經內科。若長者還是不願意就醫，依長照 2.0 政策，目前全國失智症共照中心有 95 處，失智據點 494 處，家屬可就近與共照中心聯繫，個案管理師會到家裡訪視，了解長輩情況，協助疑似個案轉介評估、諮詢，與提供社區照護資源連結等。

Q：被照顧者有憂鬱症或失智症，是不是表示其子女／子孫也有可能罹患這些疾病？

黃宗正主任認為**憂鬱症屬於多基因疾病，雖有遺傳性，但不必過度擔心。**一般人口中盛行率約佔5-10%，若一等親有憂鬱症，則其餘家人罹病機會上升到2.8倍左右。**失智症中最多的阿茲海默症雖然有顯性基因遺傳，但不到1%，**通常是65歲前發病。其餘95%以上通常是寡多基因（oligogenic）遺傳，屬晚發型發病（65歲以後）。有研究顯示一般人的一等親罹阿茲海默症機會是3.5-7%，但阿茲海默症患者的一等親得病機會為6-14%。也就是說，若一等親罹病，其他親屬得病機會上升到2倍左右。

Q：憂鬱症／失智症的病期會持續多久？會康復嗎？其症狀會持續惡化嗎？有什麼預防方法？

「憂鬱是會康復的」，黃宗正主任說。若第一次罹患憂鬱症，通常3個月會好；若一再復發，可能就需要比較長的時間才會恢復。只有不到5%的失智症屬於身體機能問題（如甲狀腺功能低下）或環境因素（如酗酒、藥物等）造成，若移除致病因素，就能恢復。其餘超過95%的失智症則不會好，只能緩解病人症狀（譬如妄想、失眠等），或延緩惡化的速度。

預防方式上，他建議預防失智可以從下列三項著手：

1. 三動：運動、動腦、（人際）互動
2. 採用地中海飲食
3. 預防心血管疾病

至於憂鬱症預防，他建議除了「動腦、運動、互動」之外：

1. 愛與信任關係｜當情緒不好，最好有傾訴的對象可以講心事，若沒有，較不利，風險高。
2. 曬太陽｜陽光可治療憂鬱。多曬太陽是重要的預防方法，也是趕走憂鬱的好方法。
3. 頭腦要能彈性思考｜若認知僵硬固執，容易卡住，陷入絕望。

陳俊佑主任認為，透過生活再造，可以延緩失智症的退化。例如，現年 93 歲的林添發爺爺，他 73 歲時被確診失智症，且智力退化成只剩下 7 歲。但他不氣餒，在社區教日語、上太極拳課程、到志工站服務、照顧獨居老人。後來，甚至到大學進修，從智力 7 歲到拿碩士學位，林添發爺爺成功扭轉失智人生。

Q：如何和家中其他長者或是照顧者溝通，說明被照顧者必須求助醫療專業，避免延誤就醫時效。

一旦長者得了失智症，但家人因不理解症狀，認為老了就這樣，該怎麼辦。陳俊佑建議，可在家庭聚會時討論，如過年

圍爐提醒「媽媽煮菜的味道、脾氣，都變得跟以前不一樣」等失智警訊；或現在網路普及便利，**善用失智症相關資源**。例如，天主教失智老人基金會有位長期捐款人，看到出版的《失智症家庭照顧手冊》，覺得媽媽的情緒和行為已符合失智現象，應該帶媽媽就醫，但他姊姊覺得人老了就會這樣。在傳真機時代，這位捐款人把手冊內容傳給姊姊，一直傳了半年，他姊姊受不了了才願意面對處理。

黃宗正主任表示，照顧者可能因知識不夠、不了解或嫌麻煩，而不願意帶長者就醫。他建議可利用較為中性的說法，跟家中其他長者或是家人溝通：「最近長輩狀況好像跟以前不太一樣，有些擔心。」先了解他們怎麼看待這件事，試圖讓他們察覺，或許他們並沒有注意到。有時家屬還是覺得長者不需要尋求醫療專業協助，這時候若有機會，也可以先自行帶長輩到附近診所看一下，說不定就有新資訊可以回來溝通。

與家人溝通取得共識很重要，要不厭其煩。

Q：養寵物是否有助於緩和被照顧者的負面情緒，或是有什麼其他方式可以幫助被照顧者有較穩定的心情？

黃宗正主任和陳俊佑主任都表示，養寵物有助於緩和被照顧者的負面情緒。不過，必須是患者本身喜歡或照顧者不排斥才有效。其他也可透過運動、規律作息、學習放鬆（正念減壓）、愛和信任關係的支持系統，以及紓發情緒等方式，穩定被照顧者的心情。

陳俊佑主任也分享運動紓壓的經驗，如心情不好，透過跑步讓心情變好。他鼓勵多運動，除了可以改善整個身體機能外，也可以改善情緒。

另外，心情不好時，「看笑話」也是個不錯的方式，笑一笑心情會變好。陳俊佑主任提醒，**不論是照顧者或被照顧者，找到正向情緒很重要。**現在網路有很多笑話素材，他建議與其看很多無用的資訊如疫情直播，不如看讓自己心情好的影片，或看一些笑話來得有益。做自己喜歡的事情以外，一定要找到讓自己開心的方法。

4－2

照顧上的難題

諮詢／黃宗正（台灣大學醫學院附設醫院精神醫學部主任）
陳俊佑（天主教失智老人基金會社工主任）
撰文／李碧姿

Q：被照顧者深信所有事情都可以自己處理，不想在子女／晚輩面前呈現自己「弱」的一面，可以怎麼和其互動溝通，減少其防衛抗拒的心情？

台大醫院精神醫學部主任黃宗正表示，若發現長輩記憶衰退到影響日常生活，不要直接貼「失智」標籤，而是**先關心，了解長輩自己對症狀的自覺程度。**他舉例，有位以前是公司大老闆的長輩，出現失智症狀但不願意就醫，後來，女兒不提「失智」字眼，跟他說「爸爸，您最近出門好像常忘了帶東西，或忘了東西放在哪裡，我有點擔心」。長輩自己也覺得不太對勁，自己最近真的常出狀況，女兒就貼心地跟爸爸說：「我們來找專門看記憶的醫師評估一下……」，長輩就卸下防衛跟女兒到醫院看診了。

天主教失智老人基金會社工主任陳俊佑提醒，**失智症患者會因不記得剛剛發生過的事，或者忘記簡單的事要怎麼做而挫折、脾氣不佳，所以與其溝通要很小心。**通常越了解其生活背景，就越知道如何有效溝通。不過，台灣人習慣用原來的互動溝通模式，家人間也比較不會互相尊重，有可能直接跟長輩說「以前會，怎麼現在都不會」。長者自尊心高，很容易「見笑轉生氣」。他提供四個溝通原則做為參考：

- 原則一｜面對面、眼對眼
- 原則二｜慢慢說、說清楚
- 原則三｜了解他、好信任
- 原則四｜要停頓、分段講

Q：面對整日抱怨與生氣的生病長者，可以怎麼因應？

黃宗正主任表示，處理原則還是可先耐心瞭解長輩為何抱怨。透過瞭解的過程，針對原因處理。比如說抱怨家人偷他的錢，這是妄想，需要就醫服藥。若抱怨沒人來看他，就應該安排活動（如日照中心）或有人陪伴。若是分不清楚原因，可以尋求專業人員協助。

Q：被照顧者拒絕外出，刻意減少與社會的連結，可以怎麼引導其重新建立與社會的連結？

黃宗正主任表示，如果被照顧者拒絕外出，**第一步需要做的是鑑別診斷、檢查評估，因為不想出門有各種不同原因，**如憂鬱症心情低落、失智症怕回不了家、妄想症覺得有人跟蹤等。不同的狀況，處理方式也不同，才能對症下藥。

陳俊佑主任則說，**先去觀察與理解長輩拒絕外出的原因，**例如，因為活動量不多，造成睡眠問題，導致精神狀況不好，因而就不想外出，卻導致活動量更少，造成惡性循環。他建議可以**引導長輩「生活再造」**，他以一位 70 多歲退休的音樂老師為例，這位音樂老師長期照顧失智症母親，睡眠不足，加上沒有重視營養，總是隨便吃就解決一餐，生活型態不佳。後來發覺自己開始記不住東西、找不到回家的路，經醫師確診為輕微失智。在好姐妹的陪伴與提醒下，透過跳舞、歌唱等方式重獲快樂，活出自己的新人生。

Q：照顧者本身如何覺察自己已經超負荷，需要休息？如何獲得支持系統？

黃宗正主任和陳俊佑主任推薦可使用中華民國家庭照顧者關懷總會的「家庭照顧者壓力量表」檢視壓力承受狀態。及由社團法人台灣自殺防治學會及全國自殺防治中心出版的「心情溫度計」檢測情緒狀態，檢測題目包括是否睡眠困難，例如難以入睡、易醒或早醒，是否容易感到緊張或不安，是否容易苦惱或動怒，是否感覺憂鬱、心情低落，是否覺得比不上別人等等。藉由使用這些壓力及情緒檢測工具，覺察自己身心狀況，保持身心健康。

更重要的是，照顧者要學習「正念減壓」，透過基本訓練每天察覺自己身體狀況，活在當下。另外，可善用政府提供的資源，尋找喘息服務等相關支持系統。

Q：和憂鬱／失智長者說話，有沒有增進良好溝通的小技巧？

黃宗正主任提醒，與憂鬱長者說話的技巧較簡單，安慰和關心都會讓對方開心；但與失智症長者說話，有些細節要注意。失智症患者因為病程關係，可能出現亂脫衣服或吃飯不節制的狀況，不了解的人會認為長輩幼稚，不再尊重他，因而影響溝通。他強調**態度很重要，也就是說話背後的心態，錯誤的心態即使說一句正確的話，也達不到效果。**比如把長輩當小孩，摸摸頭拍拍臉頰，嘻笑地說：「您很棒！」或者很兇的說：「我很愛你啊！」這些都達不到溝通效果。

他也提供其它照顧上的建議，包括：**對其背景先要有足夠的了解，評估其能力、強項和弱點之後，再針對其弱點有相**

對應的措施。他舉例說，有位住在失智症照顧中心的老太太，常常忘記兒子天天來探視過。經過評估後，發現老太太的語言能力差，但圖像記憶還好，所以後來兒子來訪時，就幫母子倆合照，並註明日期，放在固定的資料夾，若老太太說兒子都沒來，就拿照片給她看，之後就不再抱怨了。

另外，與失智症長輩對話時，避免太複雜、言簡意賅，**一句一個重點，不要同時問 2 個以上問題**，例如：「你吃飯了嗎？還做了些什麼？」。還有要**避免用童言童語**，這是基本的溝通技巧。

Q：當照顧者本身也陷入憂鬱、沮喪的情緒時，如何照顧生病的長者？

黃宗正主任提醒照顧者要善用內外部資源、喘息服務。除了家人間要分工外，可利用政府推動的長照 2.0 服務、或聘外籍看護工，減輕照顧壓力，讓日常生活正常運作。

陳俊佑主任也語重心長的說，當照顧者陷入憂鬱、沮喪情緒時，就不適合再照顧別人了，他覺得台灣的社會文化認為「要自己照顧，送機構就是不孝」是一大問題；還有就是照顧者總認為「你們都不會，我來」。他發現很多家屬，特別是配偶最不容易放手。例如演員侯昌明照顧爸爸 23 年，他的太太曾雅蘭也曾照顧到憂鬱。他強調，**當有憂鬱、沮喪時，想辦法自我調適，倒不如直接找人替手。**

〈編輯後記〉

擁有彈性

文／葉雅馨（董氏基金會心理衛生中心主任暨大家健康雜誌總編輯）

今年 5 月中旬之後，台灣 Covid-19 疫情突然升溫，避免疫情擴散，政府明令提高防疫層級，許多人因此調整為居家工作、在家學習模式。居家防疫、期待解封一周盼過一周，不知道何時才是盡頭……。許多民眾對於這樣的措手不及與未知，深感壓力，根據董氏基金會 6 月發布的調查發現，近八成六受訪者表示，生活型態出現各種變化；44.3% 受訪者「不滿意」這些因為疫情造成的改變，包括：「外出時間減少」、「減少與親朋好友的聚會」、「外出需全程配戴口罩」、「休閒活動選擇變少」、「工作模式改變」；在情緒狀態上受訪者以「擔心」佔最多，佔 47.2% ……。

因此我們暫停許多執行中計畫，包括多場到校園、樂齡中心及企業合作的情緒教育課程、紓壓體驗課程。但是，暫停不代表「取消」或「停止」，是多了些時間可以去思考其他的可能性，創造新的課程模式，這樣的過程同時也考驗著我們的彈性。

雖說「變化是常態，以不變應萬變。」現在要面臨的挑戰與未知比以前更多，但是，不變並非是一成不變，而是讓自己擁有彈性，有「不變的彈性」，處理突來或累積的壓力與危機，才能游刃有餘，不會 Burnout.

不Burnout是身處高齡社會中需要學習的自我照顧議題，平均壽命延長了，但是有身心健康疾病如憂鬱症及失智症的高齡者也增加了，需要擔任家庭照顧者越來越多。根據家庭照顧者關懷總會的調查，平均一位家庭照顧者的照顧時間長達 9.9 年，每日工作時數高達 13.6 小時，所以慢性疾病患者的照顧者，肯定要有長期照顧的預備心理及打算，做好家庭人力、經濟上的安排，親友鄰居的喘息替代等，也要記著自身的身心健康和被照顧者是同樣重要。

因此，本會與寶佳公益慈善基金會合作出版《給照顧憂鬱和失智長者的你》，採訪多位照顧憂鬱和失智長者的家庭照顧者，他們分享照顧心情的歷程，面臨的狀況包括長者無病識感、不願意就醫、無法辨識為憂鬱症或失智症、家庭中的夾心餅乾、左右為難、無法開口求援等等，再由八位老年醫學、身心科醫師、心理學教授與社工師等分別給建議，提供清楚的處遇做法，能幫助照顧者從迷霧中找到方向。

書中照顧者的故事 — 要求完美的雄哥、具有專業照顧工作經驗的雅芬、自己罹癌仍要照顧憂鬱症母親的阿信、要照顧失智雙親的志強……，引領讀者思考要開口求助、善用社會專業資源之外，創造喘息時間與空間，降低期望值，也就是擁有彈性，更是照顧與觀照自己情緒重要的環節。

二十多年前，我們開始從事憂鬱症防治工作之初，翻譯了一份國外心理健康團體出版的文宣〈心理健康 DIY〉，提出包括做運動保持活力、找人說出來、參與團體活動、與朋友保持聯繫、放鬆自己、尋求協助、學習新技巧、從事創意活動、還有為自己保留彈性空間等方式處理負面情緒和壓力，維持心理健康。多年後再重看這份文宣，仍覺得深具實用價值，尤其是為自己保留彈性空間，不論是照顧他人或是自己的身心健康，擁有彈性，將使我們再度合適於不斷改變的情境與心靈。

憂鬱症和失智症有高度關聯，尤其在中年族群更顯著

根據一項於 2020 年發布，以南韓國民健康保險服務樣本世代資料庫所進行的回溯性研究結果顯示 72.5%的憂鬱症患者為女性，84.5%年齡在 65 歲以下。在憂鬱症組別中罹患失智症的比例為 6.1%。

65 歲和以上的失智症患者比例為 65.9%，顯著高於 65 歲以下的失智症患者比例。在憂鬱症組別中，失智症的患病率為 67.7%；進一步分析，失智症與憂鬱症之間存在顯著相關。特別是女性憂鬱症患者以及年齡在 45 至 64 歲的憂鬱症患者，其罹患失智症的機率增加！

資料來源｜《BMJ 》期刊 , October 5, 2020,Association between dementia and depression: a retrospective study using the Korean National Health Insurance Service-National Sample Cohort database.

失智症患者的老年照顧者較易產生憂鬱症狀

根據一項 2020 年於《每日科學（ScienceDaily）》發表的研究發現，與沒有失智症配偶的老人相較，照料著剛被診斷出失智症患者的老人，較容易出現持續的憂鬱症狀。

該研究由密西根大學護理學院學者進行，以《健康和退休研究（Health and Retirement Study）》中 16,650 名老人的數據進行分析，結果發現，伴侶未罹患失智症的老人其產生的憂鬱症狀數目平均為 1.2；伴侶在最近兩年內被診斷有失智症者其憂鬱症狀增加了 0.31（增加了 27%）；伴侶被診斷出失智症已超過兩年以上者其憂鬱症狀則增加了 0.38（增加了 33%）。

資料來源｜《每日科學（ScienceDaily）》, September 2, 2020 ,Depression worsens over time for older caregivers of newly diagnosed dementia patients.

老年人玩桌遊，降失智抗憂鬱

根據法國一項 2017 年發布，paquid 世代研究指出，玩桌遊的老人可減緩認知的衰退，憂鬱現象也較少。

此研究由法國波爾多大學公共衛生院學者主持，參與者中經常從事桌遊活動者有 1,181 名（32.2%），其特質包括年紀較輕、教育水平較高、多為已婚者、較少感到憂鬱以及有較佳的認知表現等。在 20 年的追蹤期間有 830 名（27.8%）被診斷出失智症，經過 10 年及 20 年後的再追蹤發現，參與桌遊的人比不玩桌遊的人在罹患失智症的風險上少了 15%。

另外，追蹤期間有 718 名被診斷出憂鬱症（29.1%），相較於非玩家，桌遊玩家在認知衰退以及憂鬱症的罹患率上明顯較低。

資料來源｜《BMJ 》期刊 , August 29, 2013, Playing board games, cognitive decline and dementia: a French population-based cohort study.

什麼運動最適合老年人？

一項 2021 年發表於《健康與體育科學期刊》、由澳洲昆士蘭大學學者進行的大型系統回顧研究，整合了 56 項關於老人和運動的個別整合分析數據。結果指出，運動為老人帶來許多好處，包括：增強力量和平衡能力、降低跌倒風險、增進獨立性和生活品質、改善睡眠、情緒和認知能力。

阻力訓練（Resistance training）透過增加力量、功能能力明顯地改善健康狀態，並保護老人免受一些慢性疾病所苦，如：骨質疏鬆症、糖尿病、心臟病和癌症等。冥想型運動（Meditative movement exercises），如：太極拳和瑜伽等比純粹的身體運動帶來更好的效果。以運動為主的電玩遊戲能有效地鼓勵運動並有助於整體健康的改善。

資料來源｜《今日心理學（Psychology Today）》,Feb 4, 2021,What We Know About Exercise for Older Adults. Research tells us what works best to maintain health and function.

增加社會連結與互動的老年人，體能會更活躍，情緒也比較健康

根據一篇 2019 年 2 月發表於《老年學期刊》的研究指出，花更多時間與不同人互動的老年人，體能會更活躍，情緒也比較健康。

該研究為美國德克薩斯大學奧斯汀分校學者進行，以 300 多位 65 歲以上，居住在奧斯汀市區的年長者為對象。

結果顯示，參與者在這三小時中，若遇見的人越多則從事活動的種類也越多，例如：離開家、走路、與他人交談或購物。結果指出，與相識的人或周邊社會關係互動越多的參與者，越傾向從事更多的身體活動、更少時間坐著或躺著、有更正向的情緒和較少的負面感受，有助於提升年長者的認知能力及身體與情緒健康。

資料來源｜《老年學期刊》,Feb,2019, Interacting with more people is shown to keep older adults more active.

會使用視訊系統的老人不憂鬱

根據一份 2018 年 10 月發表於《美國老人精神醫學期刊》的研究則顯示，使用視訊通話系統（如 Skype、Facetime）的年長者較不憂鬱。

這份研究由美國奧勒岡健康與科技大學團隊進行，研究對象為 1,424 名美國年長者。

結果顯示，使用像電子郵件、即時訊息及社群媒體平台（如 Facebook）的受訪者，與未使用任何通訊系統的年長者相比，憂鬱症狀上呈現相同比例；若調整其他可能影響的因素（本身有憂鬱症傾向及教育水平），則會發現使用視訊通話系統出現憂鬱症狀的機率約是未使用者的一半。

資料來源｜《Science Daily 網站》,November 19, 2018, Using Skype to beat the blues.

台灣人憂鬱症量表

請您根據最近一星期內以來，身體與情緒的真正感覺，勾選最符合的一項！

	沒有或極少 每周（一天以下）	有時候 （1-2 天）	時常 （3-4 天）	常常或總是 （5-7 天）
01. 我常常覺得想哭	☐	☐	☐	☐
02. 我覺得心情不好	☐	☐	☐	☐
03. 我覺得比以前容易發脾氣	☐	☐	☐	☐
04. 我睡不好	☐	☐	☐	☐
05. 我覺得不想吃東西	☐	☐	☐	☐
06. 我覺得胸口悶悶的（心肝頭或胸坎綁綁）	☐	☐	☐	☐
07. 我覺得不輕鬆、不舒服（不適快）	☐	☐	☐	☐
08. 我覺得身體疲勞虛弱無力（沒力氣、沒元氣及體力）	☐	☐	☐	☐
09. 我覺得很煩	☐	☐	☐	☐
10. 我覺得記憶力不好	☐	☐	☐	☐
11. 我覺得做事時無法專心	☐	☐	☐	☐
12. 我覺得想事情或做事比平常緩慢	☐	☐	☐	☐
13. 我覺得比以前較沒信心	☐	☐	☐	☐
14. 我覺得比較會往壞處想	☐	☐	☐	☐
15. 我覺得想不開、甚至想死	☐	☐	☐	☐
16. 我覺得對什麼事都失去興趣	☐	☐	☐	☐
17. 我覺得身體不舒服（如頭痛、頭暈、心悸或肚子不適）	☐	☐	☐	☐
18. 我覺得自己很沒用	☐	☐	☐	☐

授權引用｜行政院國家科學委員會 93 年 11 月 17 日台會綜三字第 0930052121 號函

- **計分方式：**

「沒有或極少」表示 0 分
「有時候」表示 1 分
「時常」表示 2 分
「常常或總是」表示 3 分

將所有 18 題選項的分數相加，就可知道你的情緒狀態了！

- **分數會說話**

8 分以下	真令人羨慕！你目前的情緒狀態很穩定，是個懂得適時調整情緒及紓解壓力的人，繼續保持下去。
9 分 ~14 分	最近的情緒是否起伏不定？或是有些事情在困擾著你？給自己多點關心，多注意情緒的變化，試著了解心情變化的緣由，做適時的處理，比較不會陷入憂鬱情緒。
15 分 ~18 分	你是不是想笑又笑不太出來，有許多事壓在心上，肩上總覺得很沉重？因為你的壓力負荷量已到臨界點了，千萬別再『撐』了！趕快找個有相同經驗的朋友聊聊，給心情找個出口，把肩上的重擔放下，這樣才不會陷入憂鬱症的漩渦！
19 分 ~28 分	現在的你必定感到相當不順心，無法展露笑容，一肚子苦惱及煩悶，連朋友也不知道如何幫你，趕緊找專業機構或醫療單位協助，透過專業機構協助必可重拾笑容！
29 分以上	你是不是感到相當的不舒服，會不由自主的沮喪、難過，無法掙脫？因為你的心已『感冒』，心病需要心藥醫，趕緊到醫院找專業及可信賴的醫生檢查，透過他們的診療與治療，你將不再覺得孤單、無助！

家庭照顧者壓力量表

照顧者要覺察壓力是否已經超負荷，可以參考使用中華民國家庭照顧者關懷總會出版的「家庭照顧者壓力量表」進行檢測，完成測量後，可撥打電話諮詢，尋求社會資源的協助。

- **照顧者關懷電話：**0800-50-7272
- **網址：**www.familycare.org.tw

資料來源｜董氏基金會心理衛生中心

老年憂鬱與老年失智線上資源

- 董氏基金會老年憂鬱防治網
- www.happyaging.tw/

提供老年憂鬱防治相關文章、影音、國內外求助資源等，分別從長者、陪伴者及一般民眾角度提供資訊，使用者能各依所需更快找到資訊。專欄文章及求助資訊定期更新，另有系列促進老年心理健康之影片、直播節目影片，心理健康促進相關活動訊息及相關合作單位之活動新公告等，使用者能透過線上觀看或下載獲得關於老年憂鬱防治之新訊。

- 社團法人臺灣憂鬱症防治協會
- www.depression.org.tw/communication/Index.asp

提供各式檢測量表、憂鬱防治及自殺防治文章、宣導影音、憂鬱防治聯盟單位介紹等。定期出版協會通訊，每期設定不同主題，例如老年憂鬱防治、家庭照顧、自殺防治等，提供相關防治資訊及活動訊息，使用者可依需求選擇主題下載閱讀。

- 愛長照
- www.ilong-termcare.com

提供給照顧者各式長期照護資源、老年人可參與的活動與課程公告、政策說明等，也提供給專業長照員及一般家屬相關資源及進修、互相討論、支持等服務，協助解惑。熟齡來閱讀專區內容包括社會政策、社會資源、疾病資訊等，隨著新聞發布或是活動舉辦而更新分享內容，使用者可及時獲得最新關於老人照護之相關政策、活動訊息。

- 天主教失智老人社會福利基金會
- www.cfad.org.tw

提供失智防治、治療與照護等相關資源介紹，包括疾病症狀、治療方式、照護方法與相關求助資源等。另有刊物影音專區，內容包括手冊、宣導影片、動畫、課程影片等，使用者可下載使用，增進陪伴失智長者的知識。

- 中華民國家庭照顧者關懷總會
- www.familycare.org.tw/care

提供家庭照顧者支持性服務資源，包括政策介紹、進修課程、喘息服務、照顧技巧與資源、國外照顧者服務資訊介紹等。照顧百寶箱專區有一系列影片，邀請照顧者分享個人照護過程、心情與疑惑等等，另有長照服務各領域專家的建議分享影片，家庭照顧者可透過觀看影片輕鬆學習照護小技巧。

上述單位網頁皆提供了許多老年憂鬱與失智議題的資源，如果需要更多關於照護團體、資源申請等資訊，可上網查詢：

- **衛生福利部老人福利專區：**www.mohw.gov.tw/cp-190-224-1.html
- **失智照護資源布建及聯絡資訊：**https://1966.gov.tw/LTC/cp-4022-42471-201.html

給照顧憂鬱和失智長者的你

總 編 輯／葉雅馨
審　　訂／陳質采（衛生福利部桃園療養院兒童精神科醫師）
採訪撰文／黃嘉慈．黃苡安．李碧姿．鄭碧君
諮詢受訪／張玉玲（國立臺灣大學心理學系副教授）
張家銘（林口長庚醫院復健及社區精神科主任）
陳俊佑（天主教失智老人基金會社工主任）
黃宗正（台灣大學醫學院附設醫院精神醫學部主任）
詹佳真（台北市立聯合醫院中興院區精神科醫師）
劉嘉逸（台北長庚醫院精神科主治醫師）
蔡佳芬（台北榮民總醫院老年精神科主任）
賴德仁（中山醫學大學附設醫院身心科醫師）
（以上照姓氏筆畫順序排列）

執行編輯／戴怡君
校潤／呂素美
編輯／蔡睿縈
美術設計編排與插畫／又作室

合作出版／寶佳公益慈善基金會

出版發行／財團法人董氏基金會《大家健康》雜誌
發行人暨董事長／張博雅
執行長／姚思遠

地址／台北市復興北路 57 號 12 樓之 3
服務電話／ 02-27766133#253
傳真電話／ 02-27522455、02-27513606
大家健康雜誌網址／ healthforall.com.tw
大家健康雜誌粉絲團／ www.facebook.com/healthforall1985

郵政劃撥／ 07777755
戶名／財團法人董氏基金會

總經銷／聯合發行股份有限公司
電話／ 02-29178022 # 122
傳真／ 02-29157212

法律顧問／首都國際法律事務所
印刷製版／鴻霖印刷傳媒股份有限公司

出版日期／ 2021 年 11 月
定價／新臺幣 300 元

國家圖書館出版品預行編目 (CIP) 資料

給照顧憂鬱和失智長者的你
黃嘉慈．黃苡安．李碧姿．鄭碧君 - 採訪撰文
葉雅馨 - 總編輯
--- 初版 ,--- 臺北市：財團法人董氏基金會《大家健康》雜誌 ,
2021.10
面；公分
ISBN 978-986-97750-7-6（平裝）
1. 憂鬱症 2. 老年失智症 3. 長期照護 4. 照顧者
415.985　　　　110016551